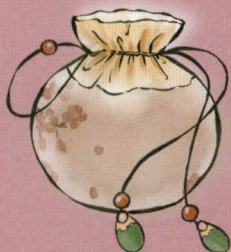

中华经典生活美学丛书

《陈氏香谱》之中国香道

顾作义　编著

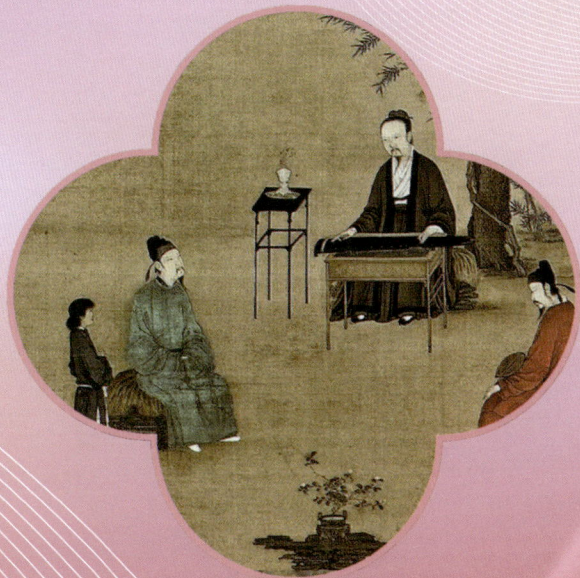

暨南大学出版社
JINAN UNIVERSITY PRESS

中国·广州

图书在版编目（CIP）数据

《陈氏香谱》之中国香道 / 顾作义编著. -- 广州：
暨南大学出版社，2025. 5. -- （中华经典生活美学丛书）.
ISBN 978-7-5668-3980-0

Ⅰ. R282.71

中国国家版本馆 CIP 数据核字第 20248VE217 号

《陈氏香谱》之中国香道
《CHENSHI XIANGPU》ZHI ZHONGGUO XIANGDAO
编著者：顾作义

出 版 人：阳　翼
策划编辑：周玉宏　黄　球
责任编辑：黄　球　黄子聪
责任校对：孙劭贤
责任印制：周一丹　郑玉婷

出版发行：暨南大学出版社（511434）
电　　话：总编室（8620）31105261
　　　　　营销部（8620）37331682　37331689
传　　真：（8620）31105289（办公室）　37331684（营销部）
网　　址：http://www.jnupress.com
排　　版：广州市新晨文化发展有限公司
印　　刷：广东信源文化科技有限公司
开　　本：890mm×1240mm　1/32
印　　张：6.25
字　　数：100 千
版　　次：2025 年 5 月第 1 版
印　　次：2025 年 5 月第 1 次
定　　价：68.00 元

总序

俗话说："爱美之心，人皆有之。"在物质生活得到满足以后，人们开始追求美好的、幸福的生活。在中国传统美学的滋养下，中国人的生活方式处处呈现美，在体验美、创造美的历程中，也逐渐形成了独特的生活美学。

生活美学是一种具有审美情趣的生活哲学，是追寻美好生活的幸福之学，也是追求身心健康的生命之学。生活美学植根于生活的沃土，每个人首先是求"生"，然后再求"活"。"生"本为生长、成长以及生命的生生不息，终极则为蓬勃的生命力，其根基是"生存"。"活"则是生命的状态、生活的质量，是指活力、快乐和情趣，最终指向人生的价值和生命的质量。要过上"好的生活"和"美的生活"，涉及生活美学的三个维度：一是从"俗"的生活上升到艺术的境界，变成"雅"的生活；二是从满足生存的需要上升到精神的享受；三是从追求经济价值转化为追求情感价值与文化价值。由是，美学家认为生活美学是衡量社会发展的标杆和尺度之一。

中国的先贤善于从生活的各个层面去发现、品味生活之美，享受生活之乐，他们运用中华文化的智慧，创造了活色生香、富有情趣的生活美学。这从中国古代典籍中也可窥见，如袁枚的《随园食单》、陆羽的《茶经》、窦苹的《酒谱》、陈敬的《陈氏香谱》、张谦德的《瓶花谱》、袁宏道的《瓶史》，即是对中国生活美学的精辟总结，给我们展示了一幅幅美好、优雅的生活图景。"一瓯春露香能永，万里清风意已便。"今人常叹现代生活被机械程式消解了诗意，却不知先贤早已在寻常的生活中镌刻着生命的韵律。袁枚在《随园食单》中记录的不仅是三百余道佳肴，更是一幅以舌尖为笔、以烟火为墨的审美长卷。他教人辨别"清者配清，浓者配浓"的调和之道，恰如文人作画的墨色层次。陆羽笔下的《茶经》，从炙茶时"持以逼火"的专注，到分茶时"焕如积雪"的观照，处处彰显着日常仪式中的艺术自觉。窦苹《酒谱》中的"蒲桃、九酝"，在陶瓷中酝酿的不仅是醇香，更是时间与空间交织的哲学。陈敬在《陈氏香谱》中介绍了八十种香品以及闻香、配香的方法，不但让人闻香通窍，而且让饮食更加美味，使人精神更加清爽，把典雅的香文化融入人们的生活。张谦德、袁宏道在《瓶花谱》《瓶史》中，告诉我们品花、插花要讲究色、香、味、形、韵，也引导我们在花开花谢中感悟生命中的四季更替，追求生活中的灿烂和希望。这些典籍告诉我们：生活之美不在蓬莱仙境，而在杯盘碗盏间，在流淌的时光里，可谓人间烟火皆成韵。

中国生活美学如织锦般呈现出四重维度：其经线为道、器、术、法之统合，纬线乃精神、价值、情趣、艺术之交融。袁枚在《随园食单》中提炼出"饮和食德"的审美精神，可以称为饮食之道的要义，同时，他又详尽地介绍了选材、洗刷、刀工、火候等厨艺。窦苹在《酒谱》中把"温克""诚失"作为饮酒的最高境界。"温克"追求的是身心和谐、人际和美，讲究的是适量、适度、适境；"诚失"揭示的是酒品如人品，要力求温文尔雅，以健康为重。陈敬《陈氏香谱》中记载的"四合香"，以沉香为君，檀香为臣，佐以龙脑、麝香，恰似审美精神中主次有序的哲学架构。张谦德《瓶花谱》强调"春冬用铜，秋夏用磁"，这不仅是择器的智慧，更是对器物与时空对话的深刻理解。袁宏道在《瓶史》中提出的"花快意凡十四条"，将插花升华为心灵与自然的唱和艺术。这些经典共同诠释着道不离器的实践智慧，术不违法的创造法则，法不悖艺的审美升华，精神引领生命的价值追求，情趣不碍实用的生活哲学。

中华经典生活美学跨越时空，映照今朝，魅力无穷。现代茶室中，人们仍遵循《茶经》"三沸辨沫"的古法；酒楼食肆里，《随园食单》的"戒耳餐"理念成为美食评判准则。这印证着经典美学超越时空的生命力。

"中华经典生活美学丛书"撷取中华文明五大门类的六部生活美学经典，如同开启五扇雕花轩窗，用"四维解读法"重审典籍，从《随园食单》感悟如何吃出美味，吃出健康；从《茶经》感知人与器如何在茶烟轻扬时达成天人合一；从《酒谱》看审美精神如何在觥筹交错间铸就文化品格；从《陈氏香谱》悟价值体系如何在氤氲之气中构建精神秩序；从《瓶花谱》《瓶史》观察生活情趣如何在枝叶扶疏处涵养生命境界。这种解读不是简单的复古，而是让传统智慧在当代语境中焕发新生。

学习、普及、研究中华经典美学，追求的是生活的诗意栖居。我们可依照《随园食单》研制"素火腿"，在豆制品中追寻山珍的韵味；我们可模仿《茶经》复原唐代煮茶法，让风炉炭火映亮都市夜空；我们可从《酒谱》"强身之饮"中得到启发，以中药为君，以美酒为使，调制出养生之饮；我们可活用《陈氏香谱》"香事九品"的品鉴体系，构建当代嗅觉美学的认知框架；我们可效法《瓶史》

"花目十二客"的拟人化审美，为现代居室陈设注入人格化情趣。这些实践印证着：经典生活美学的现代转化，关键在于把握"器以载道"同"与时俱进"的平衡。这种创造性转化，使古典美学成为照亮现代生活的北斗。

"中华经典生活美学丛书"共五册，包括《〈随园食单〉之中国味道》《〈茶经〉之中国茶道》《〈酒谱〉之中国酒道》《〈陈氏香谱〉之中国香道》《〈瓶花谱〉〈瓶史〉之中国花道》。如今，提升审美已经成为追求高品质生活的标志，成为民众共享文化艺术盛宴的一种"社会福利"。这套丛书犹如五枚棱镜，将中国古老的智慧折射成七彩的生活乐谱。愿读者在饮食、煮茶、品酒、闻香、插花中重识东方美学的真味，找回中国人的生活美学，让每一个平凡的日子都谱写成诗篇，弘扬中华美学精神，过上有滋味、有品位、有趣味的生活！

作者于广州

2025 年 1 月

目 录

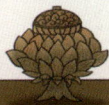

绪

论

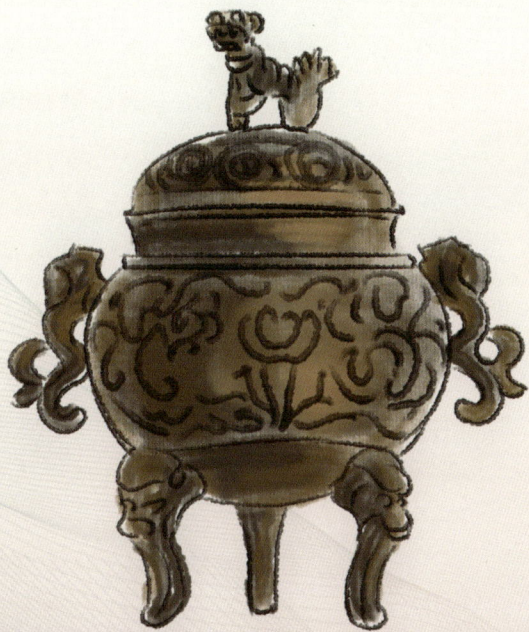

在中国宋代，饮茶、品香、插花、挂画被文人雅士称为生活"四艺"，也被称为"四般闲事"。人们通过味觉、嗅觉、视觉、触觉、心觉体悟"四艺"，感受生活，涵养品性，陶冶情操，享受人生的乐趣。

饮茶、品香、插花、挂画往往是融合在一起的，相映成趣。特别是品香、饮茶，其是嗅觉和味觉的结合，沉香与茶香交织在一起，堪称绝配，给人以双重享受。

《红楼梦》第七十六回《凸碧堂品笛感凄清凹晶馆联诗悲寂寞》就讲述了品香与吃茶的场面，小说写道：妙玉见黛玉、湘云中秋月夜在池边联诗，就请两人到庵内吃茶，"三人遂一同来至栊翠庵中。只见龛焰犹青，炉香未烬。……（妙玉）自取了笔砚纸墨出来，将方才的诗命她二人念着，遂从头写出来"。妙玉见她二人只作了二十二韵，便提笔微吟，一挥而就，续成共三十五韵，递给二人。起首两句就提到香事："香篆销金鼎，脂冰腻玉盆。"三个人一起品香、吃茶、吟诗，进行着一场高雅的艺术活动。

品香、赏乐也常常融为一体。古人把焚香作为奏乐的一部分，焚香为赏乐营造了一种静心、明心的雅境。焚一炉清香，奏一曲琴曲，袅袅香烟与雅正琴音形成深远的意境和情韵。《西厢记》之八《琴心》讲述了一个女子抚琴烧香的故事：老夫人赖婚后，张生欲跳水自尽，红娘体察张生与莺莺二人情感真切，为张生想了一出妙计，叫他在夜晚她陪伴莺莺到后园祝香时，以琴声表达自己对小姐的爱慕之情。于是张生吩咐家童赶快"把琴儿理好，烧一炉香，安放在东阁子里"。当晚，张生边弹边唱道："愿言配德兮，携手相将！不得于飞兮，使我沦亡。"琴声和香味都具有特别的穿透力，琴声使人感动，香味使人着迷，在琴声和香味的双重冲击下，莺莺感动得泪流满面。终于，在红娘的劝说下，莺莺让红娘告知张生再多住几日为好。

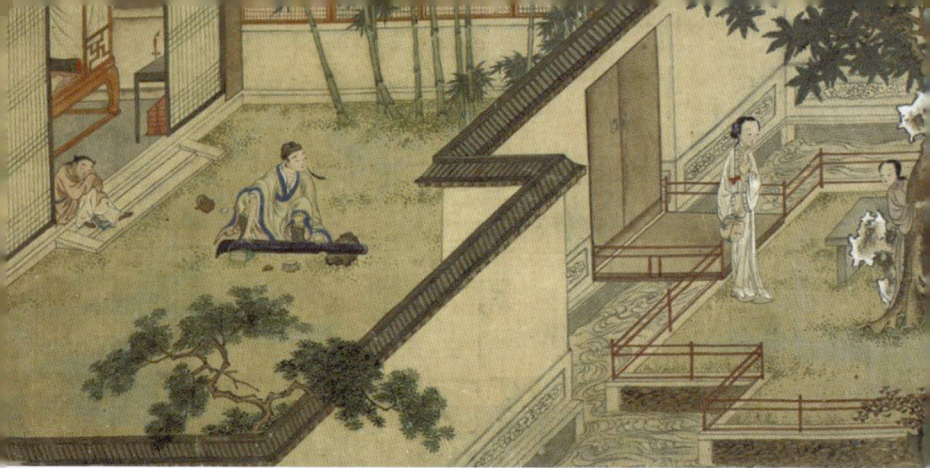

（明）仇英《西厢记图册》

品香、赏画更是雅事中的雅事。明人俞弁在《逸老堂诗话》序言中说，他一生有"三乐"，其中一乐是："焚香看画，一目千里，云树蔼然，卧游山水，而无跋涉双足之劳。"这就是品香所带来的感受。在斗室之间，品香、赏画，如一日神游天下山水，自然雅致，怡情安然，没有半点疲劳之感，品香是"鼻观"，赏画是"眼观"，嗅觉与视觉相交错，获取了双重快乐！

当然，要做这"四般闲事"，是需要条件的，起码要求有"三闲"：闲暇、闲钱、闲情。品香，与其他三件闲事相比，要求会更高一些。比如"闲暇"，品香需要花费更多的时间，备香、熏香、篆香、品香，历时少则半小时，多则几个小时，特别是做篆香图，更是费时；又如"闲钱"，品香，是在基本的生活需求得到满足以后才能进行的活动，是一种高级的物质享受和精神享受，要有一定的财力，如果是用好的香料如沉香、千年柏香等，其价格不菲，没有一定的经济基础是很难做到的；再如"闲情"，更是必备的心境，品香要有闲情逸致，要有平和的心情、宁静的心境，才能品到香的真味、趣味、意味。能够做这"四般闲事"的人都要有一定的文化修养、心理素养和专业技能，才能达到"雅"的境界。品香不但给人们带来愉悦的生理感受，而且给人们带来美妙的生命体验，是动人心魄的高峰体验。为此，宋代的朱熹说："花气无边熏欲醉，灵氛一点静还通。"

从这"四般闲事"的比较来看，品香比其他"三般闲事"有更高的要求，要求品味者有雄厚的经济基础、高雅的品格修养、广博的学识素养和专业技能。

"香之为用从上古矣"，香料被人工栽培利用的历史已经超过三千年。从商周时期开始，就有关于古人采集、栽培和利用香料的记载。打开中国香事档案，香充盈古人生活的方方面面。古代中国上自皇家祭祀

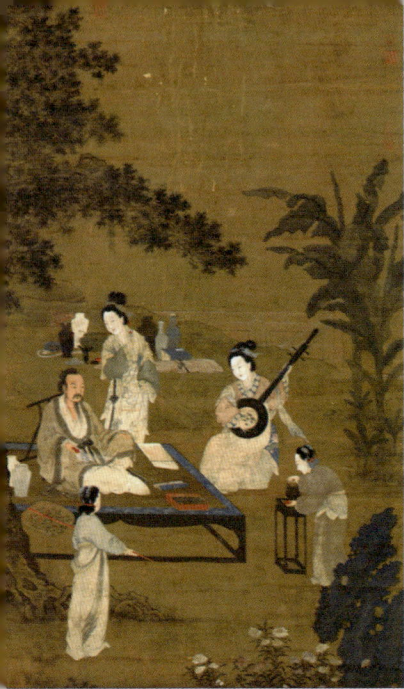

（宋）李嵩《听阮图》

燃香、贵族穿衣熏香、百官上朝点香、文人赋诗咏香，下至百姓礼佛烧香、饮食调味、熏衣打扮、治疗疾病等，香事活动与人们的日常生活息息相关。茶中味、衣中趣、酒之乐、乐之韵都离不开香味。

香料是人类生活和生命滋养不可缺少的养料。草本植物的茉莉花、薰衣草、迷迭香、百合、玉兰等不但让人赏心悦目，而且带给人芬芳和清香；食物调味中的大蒜、胡椒、八角、茴香，不但调和了食物中的味道，而且增强了人们的食欲，赋予了人们生命的能量；而用于医疗保健的安息香、藿香、乳香、砂仁、龙涎香、木香，不但有治疗疾病的功能，而且有养生、益寿的作用。人们在长期的实践中，创造和积累了芳香养生法，包括熏香法、焚香法、佩香法、悬香法、服香法、涂香法、浴香法、枕香法、衣服裹香、用香膏、品香茶、饮香酒等。香，给人们的日常生活增添了不少滋味，为人们的生命增添了不少乐趣。

　　几千年来，上层社会、文人墨客、大德高僧始终以香为伴，对香推崇备至。香不仅限于祭祀，更被广泛应用于日常生活中。他们与香结下不解之缘，新的一天往往是从焚香开始的。晨起点燃一大炉香，可以让自己的精神清爽、内心安详。历经几千年的风风雨雨，"香"逐步从人们的日常生活用品上升为一种艺术追求和生命享受，形成一种独特的香文化，构建了一套体现民族精神、价值观念、审美范式的方式、规范，我们把它称为"香道"。

　　"香道"是生活美学的一个重要组成部分，是一种以天然芳香原料作为载体，融自然科学、哲学思维与人文精神为一体，科学方法与艺术表现相统一，以修养身心、培养高尚情操、追求人性完美为目标，以促进人的身心健康为主要内容，以审美作为理想境界，融合香魂、香德、香礼、香艺的实践。香道，于有形无形之间调息、通鼻、开窍、调和身心；香道，将香气与精美的香器相配合，营造出典雅清正的环境，从而调动人的心智、天性；香道，在香料所产生的香气、烟形带来的气氛之中，配合富于艺术性的香具、环境、技艺，使人产生愉快、舒适、安详、感怀的情感，创造出精美的文学、艺术作品，使人们的生活更富有情趣。

遗憾的是，"香文化"是建立在富足、安宁、高雅的基础之上的。在中国近现代，随着清王朝与民国政府的腐朽没落，军阀割据，战乱频仍，加之西方列强的欺负和掠夺，国力日渐衰微，人民的精神生活趋于委顿粗疏，香道与其他的艺术形式一样也日渐式微，至此香道逐步淡出了普罗大众的视野。

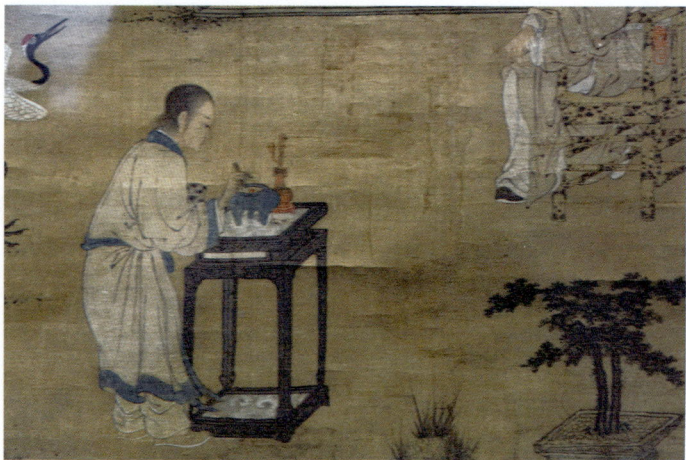

（明）佚名《焚香弹琴图》（局部）

改革开放四十余年来，中国走上了富国之路、强国之路，社会昌明，国运兴盛，人心思善，香道作为传统文化和生活美学不容忽视的一个分支，逐步得到了挖掘、整理，走向复兴。香道又重新回归人们的日常生活，走进寻常百姓家，人们用香熏衣化妆、香化环境，为生活增添不少趣味；人们读书以香为友，独处以香为伴，开启灵性智慧。人们书画会友，以香增其雅趣；调弦抚琴，以香佐其音韵；参禅论道，以香致其灵慧。总之，穿衣有香，书房有香，卧室有香，灯前有香，更有制香、品香、赠香，生活处处充满馨香。

香具有自然造物之美，人类好香是天性使然。从早期的简单用香，到后来的富有文化艺术气息和审美境界的品香、咏香，体现了人类热爱自然的高雅情趣，表明了人类追求安宁、从容的生活态度。香道发展到今天，已经不仅是品香的技艺，而是一种以天然芳香原料作为载体，融汇自然科学和人文精神的审美享受，成为美化生活，实现人与自然的和谐，达至人的味觉、嗅觉、视觉、触觉、心觉"五觉"和谐统一的香文化。

香道是一门生活美学，让我们的生活有了滋味；香道是一门心学，让我们静以修身，陶冶情操，去除杂念，使心灵变得清净、恬淡；香道是一门养生学，给人一种宁静致远的意味，让生命充满正能量和活力。总之，在芬芳四溢的房间闻香、品茶、读书、写作，乃是人生一大美事、乐事。

然而，人们对香道的认知、鉴赏、审美却是很肤浅的，即使是爱香的人士，也大多一知半解，并未领会其精髓，未能将其提高到审美情趣、生命境界的层次去认识。因而我们需要从中国有关香道的经典著作中去寻找"香道"的要义。

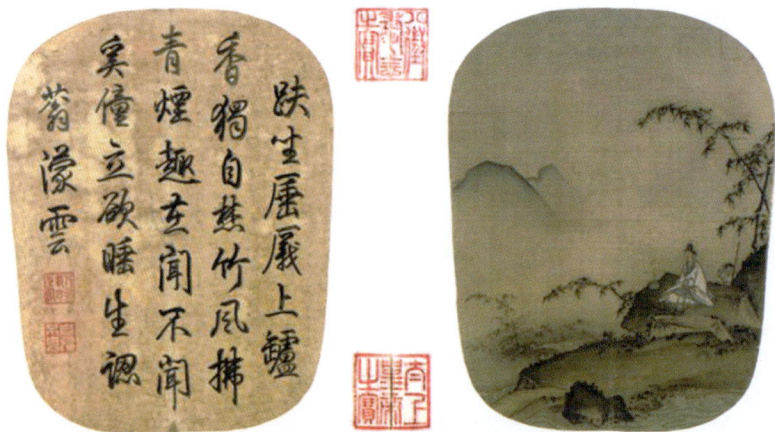

（宋）马远《竹涧焚香图》

中国有关香道的著作很多，有丁谓的《天香传》、洪刍的《香谱》、颜博文的《香史》、叶廷珪的《名香谱》、周嘉胄的《香乘》、屠隆的《香笺》等等，比较系统的还是《陈氏香谱》。《陈氏香谱》为宋代陈敬所撰，成书于陈敬之子陈浩卿，初刻于元代至治年间。

《陈氏香谱》诞生于宋代，这是时代使然。宋代是中国香文化的鼎盛时期，为香道的盛行提供了物质基础、流通条件和展示空间。在文人雅士格物致知、修心养性的影响下，中国香道逐渐褪去了神秘的色彩和靡丽的光泽，而在实用、悦心、审美中大放光彩，这为香道的学术总结创造了条件，从而催生了《陈氏香谱》。

《陈氏香谱》著于南宋末年，付梓于元初。作者陈敬，故名《陈氏香谱》。《四库全书总目提要》说："敬，字子中，河南人，其仕履未详，首有至治壬戌熊朋来序，亦不载敬之本末。"《陈氏香谱·原序》说："浩卿过彭蠡，以其谱视钓者熊朋来，俾为序。"这个记载说，陈敬之子陈浩卿带着这本香谱拜访彭蠡，让他请求大儒熊朋来为其作序。古代凡是笔记、谱录类文献，为了彰显其学术价值，往往都要请一位大学者为其作序。序不仅高度概括提炼了文献的内容、特色和学术价值，而且由于作序者多为才高八斗之人，能为著作添彩，《陈氏香谱》也不例外。虽然熊朋来与陈氏父子不相识，但出于对该香谱的价值认同及指导世人用香的需要，还是为其作了序。熊朋来在《陈氏香谱·原序》中说："香者，五臭之一，而人服媚之，至于为《香谱》，非世宦博物、尝杭舶浮海者，不能悉也。"意思是说，香是五种气味之一，人们喜爱佩戴它，只有博闻的世代官宦之人或有航海经历的人才能撰写《香谱》。由于香料是高档、高雅的昂贵奢侈物，为皇室贵族所用，又因为大量的香料，如番沉香、檀香、龙脑香、乳香等，多从国外进口，故只有"世代官宦之人"和"有航海经历的人"才具备品香的学识、学养。

熊朋来又说："河南陈氏《香谱》，自子中至浩卿，再世乃脱稿，凡洪、颜、沈、叶诸《谱》，具在此编，集其大成矣。"河南陈氏《香谱》自陈敬始，到他的儿子陈浩卿的时候才撰成，洪刍、颜博文、沈立、叶廷圭等人的香谱都被收录其中，是集大成之作。《陈氏香谱》确为"集大成之作"，全书搜集整理了宋代以来的谱录，以浩博见长，集洪刍、沈立等十一家香谱的精华于一书，集宋代以前香文化之大成，涵盖了香品、香方、香事、香器、香药、香茶、香艺等内容，故讲中国香道应以其作为范本。

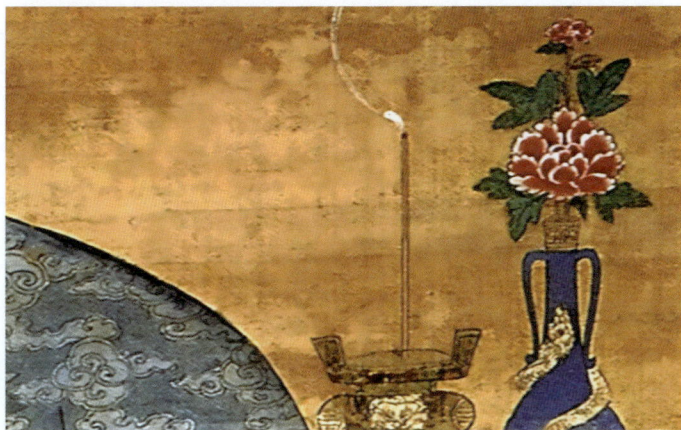

青玉云龙纹香炉

《陈氏香谱》全书共四卷，卷一记载了当时的香料，包括香料产地、历史、典故、功效、炮制方法等；卷二、卷三主要介绍合香的香方、合香的配料与制法，以及香器；卷四介绍了香珠、香匙、香箸、香壶、香罂，倡导"焚香七药"。其中卷四可以说是对香艺的全面介绍，收录了异事典故、香传、香序、香说、香铭、香颂、香赋、香诗等。

宋人葛绍体在《洵上人房》中写道：

自占一窗明，小炉春意生。

茶分香味薄，梅插小枝横。

有意探禅学，无心了世情。

不知清夜坐，知得若为清。

一炉香、一杯茶、一瓶花、一分禅，让心境变得疏朗、宁静、安逸。读书写字时，焚香帮助静心凝神，激发灵感；煮茶品茗时，焚香增添几分幽趣，营造舒适氛围；迎宾会客时，焚香除去室内的芜杂气味，尽显情意与尊重……在生活节奏日益加快的今天，我们需要放慢脚步，沉静心境，享受清雅别致的香味，消除心中浮躁感，而品香是极好的办法。在斗室书房中，学会燃起一炉香，品自然之真味，思宇宙之广大，悟人生之意义，进行一场诗意的栖居和远行吧。

第一讲

香名：芬芳溢远

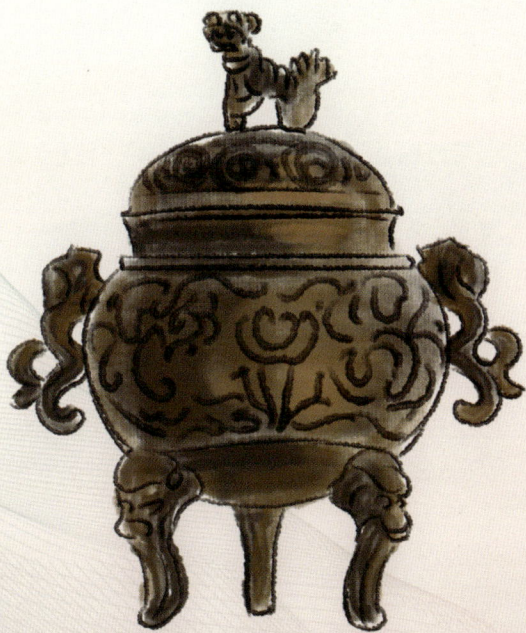

有一则字谜，谜面是这样的：

一棵禾苗不怕晒，

太阳上边把家安。

问它住了多少日？

它说住了八千日。

不用猜，谜底是一个"香"字。这个谜语先用组合法，"禾"苗放在"日"字上，自然是一个"香"字。同时，又运用了拆字法，"香"字拆成了"千""八""日"三个字，读来朗朗上口，十分有趣。

每一个汉字都是中华文化的一个文化基因，蕴藏着丰富的文化密码。了解中国香道，我们还是从汉字"香"解码开始，从"香"字所包含的文化信息中，了解"香"的起源、演变和独特的内涵。

一、"香"字的"前世今生"

《陈氏香谱·原序》："《诗》《书》言香，不过黍、稷、萧、脂，故香之为字，从黍从甘。古者从黍稷之外，可焫者萧，可佩者兰，可鬯者郁，名为香草者无几，此时谱可无作。"黍，是草本植物，去皮后叫黄米，也即小米；稷，是指粟，或说为高粱；萧，是指艾蒿；脂，是指树脂；焫，指点燃；鬯是指用黑黍和郁金酿成的一种色黄而香的酒，是古代祭祀、宴饮用的香酒。原序在这里讲什么是香，说《诗经》《尚书》言香不过黍、稷、萧、脂，所以香字从黍从甘，表示谷物之香。这里讲了植物和动物的"香"。然后讲用"香"的方式，说古代除了黍、稷之外，可以焚烧的是萧，可佩戴的是兰，可以酿酒的是郁金，名为香草的几乎没有，此时，尚未有写作香谱的条件。《陈氏香谱》对"香"字的解释，主要根据许慎的《说文解字》："许氏《说文》：'香，芳也。篆从黍从甘，隶省作香。'《春秋传》曰：'黍稷馨香。'凡香之属，皆从香。"然后，列举了以香字为字根组合成的字，如馨、馦、馣、馧、馥、馤、馪、馫、馠、馣、馛、馝、馟、馜、馡等，《说文解字》只解释一个"馨"字，其余的字现在我们很少用，很生疏。为此，下面，我们对"香"字的语义作一些解读。

香，会意字，甲骨文为 🔣，上为黍字，下为口，意为用口品尝五谷感到馨香美味。小篆 🔣，从黍，从甘。"黍"为谷类作物，说明"香"来自谷物；"甘"

（清）屈兆麟《仿郎世宁花卉册·麻雀稷穗》

018

为味道美好。"民以食为天"，在中国农耕时期，五谷是人们赖以生存的食物，人们对香的感觉不仅用嗅觉，也用味觉去体验，在他们看来，最美好的气味莫过于农作物散发出来的芳香，如稻花香、菜蔬香。

《说文解字·香部》："香，芳也。"又解释"芳"字曰："草香也。"这说明"香"字的本义为五谷成熟后散发出来的香甜气味。

二、"香"字的内涵解读

《诗·大雅·生民》："卬盛于豆，于豆于登，其香始升。"意思是说，把祭品盛放在木盒里摆放整齐，香气飘上天空。"香"泛指美好的气味，南宋陆游《梅花绝句》称"二十里中香不断，青羊宫到浣花溪"。"香"可引申为受欢迎，如"香饽饽"，用来比喻受欢迎的人。香更多用于指有香味的原料和物品，如"麝香""檀香"。汉字"香"，可以折射出丰富的文化精神和审美情趣。

《陈氏香谱》将一切可以用作制香的香料、药材统称为香药。因此，香药包括香的传统制剂和具有芳香气味的药材。自古以来香药同源，我国有麝香、沉香、檀香、乳香、没药、龙脑等传统制香香料，还有如甘草、当归、厚朴、大黄、藿香、甘松等具有一定香气的药材。

"香"，体现了人们庆祝丰收的喜悦之情。"香"字从"黍"。黍是五谷之一，是一种一年生草本植物。古文字的"黍"中有"禾"，有"水"，孔子曰："黍可为酒，禾入水也。"这是从字形的角度说明它在古代的广泛作用。黍粟的果实煮熟后有黏性，可以用于酿酒、做糕点等，是古代很常见的农作物。

农耕是中国传统的生产模式，耕种谷物是中国人谋食的重要手段。这种"靠天吃饭"的状态，往往带着不稳定因素，难免会失收、歉收，若处在战乱年代，要想远离饥馑，就更不容易了。所以，古代中国特别注重黍、稷、麦、豆等谷物的耕种。"香"字从"黍"，从造字形体上看，人们通过黍物丰实之状态，传达出对于丰收的喜悦之情，从而表达"香"这种特殊的味觉美感。

在中国传统民俗节日中，有许多以庆祝收获为主题的仪式活动，都与畜、黍等的丰收相关。中国自古有过年的习俗，这个"年"字也与丰收相关。《说文解字》："年，谷熟也。""年"字的古文字写法，亦描绘了禾苗成熟的状态。腊八节，则是中国人在岁末祭祀祖先、祭拜众神、庆祝丰收的传统节日，南北朝时，腊日已固定在每年农历的十二月初八日。唐代丁泽《良田无晚岁》："人功虽未及，地力信非常。"描绘了阳春三月稷黍长势茂盛、丰收在望

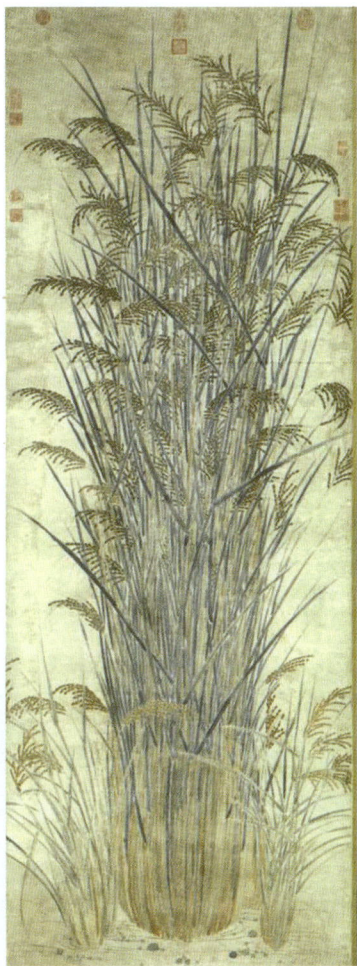

（元）佚名《嘉禾图轴》

的画面。2018年中国把每年的"秋分"设立为"中国农民丰收节",通过举办民俗表演、技能比赛、品赏美食等活动,让人们分享丰收的喜悦。

南宋辛弃疾《西江月》:"稻花香里说丰年,听取蛙声一片。"稻花飘香,预示了殷实的收获,也表达了愉悦的心情。蛙声一片,是美妙的田园风光,亦是风调雨顺和祥和的景象。"香"从黍延伸到花上,从古书的记载来看,大约始于唐代。《说苑·谈丛》"十步之泽,必有芳草",不同版本中"芳""香"是混用的。北宋王安石《甘露歌》:"折得一枝香在手,人间应未有。"林逋《山园小梅》:"疏影横斜水清浅,暗香浮动月黄昏。"讲的都是植物芬芳的气味。

香,体现为高雅的文化情趣。由于"香"给人们带来了生理上的愉悦,故而人们把"香"由"味觉""嗅觉"等外在感官层面延伸至"心觉"这一内在的精神层面。例如,人们从书籍的味道中体味"书香",进而又以"书香"指代家庭、社会的读书风气与传统。这种嗅觉感知,已然超越了书籍纸张、墨迹的美好味道,而强调一种获得知识的美学体验。

明代的陈继儒特别喜欢藏书,他说:"余每欲藏万卷异书，袭以异锦，熏以异香。"即使住土墙茅草房，终生为贫士，也在所不计。有客人笑着说，除去你说的"三异"外，我再给你加上一异，你就是天底下的一个"异人"。过去文人藏书、爱书，有曝书防虫蛀的习惯，然而以香熏书者还是少见。陈继儒用香熏书，除了表现他对书籍的爱护以外，也体现了他对知识的敬畏和珍惜。

香，常用于比喻高尚的道德行为。古代的文人雅士不但用"香"表达对知识的礼敬，还用"香"表达对道德的美好追求。《尚书·君陈》："至治馨香，感于神明。黍稷非馨，明德惟馨。"意谓美好的味觉体验，不是仅指来自黍、稷等谷物散发的香气，更重要的是来自"明德"。这里作了一个譬喻——真正能够感发心灵、激发情感的"气味"，是人的美德，它赋予了"香"伦理意义。《陈氏香谱》列举了典籍中有关"香"字的记载，如"至治馨香，感于神明"（《尚书·君陈》）、"弗惟德馨香祀"（《尚书·酒诰》）、"其香始升，上帝居歆"（《诗经·大雅·生民》）、"黍稷馨香"（《左氏诗》）、"其德足以昭其馨香"（《国语·周语》）、"如入芝兰之室，久而不闻其香"（《孔子家

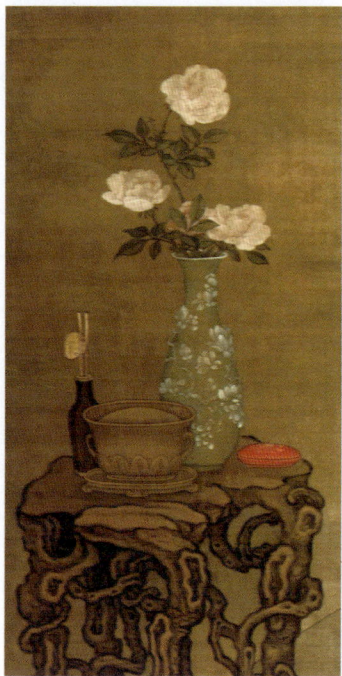

（清）冷枚《春闺倦读图》（局部）

语》）。在这些经典中，"香"已经从植物的"香"转化为智慧、精神、品德的"香"。

"香"，是口鼻相通的感官互动的体验。"香"字虽然是用作表示气味的字，但是从字形上看，它从"甘"，"甘"字从口，是味觉之一种。"香"字带上了"甘"字这个部件，鼻感就渗透了舌感。黍米饭不但能填饱肚子，而且提升了"甘"的嗅觉因素，衍生出好闻的香、好吃的香。中国古代讲究让鼻子享受"芳香"的嗅觉愉悦，像口需要享受美食、眼睛需要享受美景一样，鼻子需要享受美味。于是，"香"成为味觉和嗅觉相结合的一种特殊的审美体验，嗅觉、味觉"化"为一体。人们对于黍米之"香"的体验，往往依靠口鼻相通、口鼻互感的体验来实现。"香"不仅是嗅觉的感受，也是味觉的体验。人们在品尝美食时，讲究色、香、味、形俱全。人们对鲜美的食物常用"唇齿留香"来赞美。廖沫沙《咏八珍汤》："银鱼豆豉豆花黄，木耳粉丝紫菜香。"这味八珍汤黄、白、黑、紫，色彩缤纷，还未品尝已觉齿颊生香。

　　自古以来，人们就认为味觉、嗅觉两种感官体验之间有着微妙的关系。《黄帝内经·阴阳应象大论》中说："阳为气，阴为味。"《道德经·成象》河上公注曰："天食人以五气，从鼻入""地食人以五味，从口入。"气味是散发于空气之中的，有轻者上扬的特质，故属天、属阳；滋味往往凭借具体的食物而存在，有潜沉的特质，故属地、属阴。古人讲究阴阳协调，气、味的关系也符合这种协调之美。

　　从嗅觉看，"香"指的是一切芬芳气味，与"臭"相对。道教的经典《太平经》谈论天地阴阳的关系时说："天者常下施，其气下流也；地者常上求，其气上合也。两气交于中央。"当代著名饮食文化专家高成鸢先生认为，这段话可用来比喻人的鼻子跟口舌的关系。"人的口腔也像一个小天地，鼻、舌在口中联通，口腔的功能也必然要上下互动。"从人体的生理结构上看，由于鼻子的一端是向外的，另一端通向口腔，所以，舌头、鼻子的感官体验，往往在吃、闻的享受过程中融合在一起。《论衡》："凡能歆者，口鼻通也。"歆，即指古代祭祀时鬼神享受祭品的香气。由此可见，古人在很早的时候，已经对鼻子的生理结构和香味的感官原理有着比较清楚的认识。

"香"不但是嗅觉、味觉，还上升为一种心觉，成为一种审美的境界。香在古代表现为上层社会和文人雅士的一种审美情趣。战国时期著名文学家屈原，善于治乱，娴于辞令，他有远大的政治抱负，却遭到了楚怀王的疏远，郁郁不得志，于是，他写就了著名的《离骚》，用诗歌寄托理想，倾吐自己的忧愁幽思、缠绵悱恻的情绪。《离骚》云："纷吾既有此内美兮，又重之以修能。扈江离与辟芷兮，纫秋兰以为佩。"屈原说自己既有缤纷的内在的本质之美，又有美好之才能，但如此还是不足，还必须用各种香草装饰自己。辟芷、秋兰等均为味道芬芳的草木，被屈原用以寄托人格、才能之美，即清正芳洁。

《离骚》中还描写了大量的香草，用它们来象征人们的品格意象。东汉王逸说，《离骚》是"依《诗》取兴，引类譬谕，故善鸟香草，以配忠贞；恶禽臭物，以比谗佞；灵修美人，以媲于君"。传统诗文中用香草美人来象征高尚人格和美丽仪容也是由此而始。

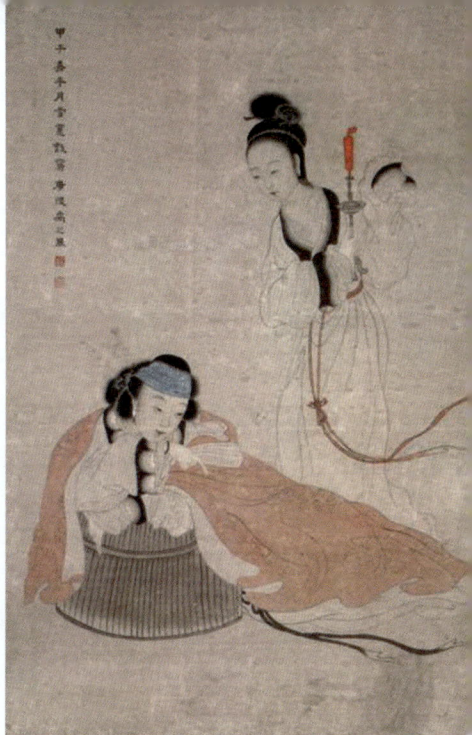

（清）禹之鼎《斜倚熏笼图》（局部）

屈原以后，这种赋予了"香"崇高情感的审美情趣，在许多文学创作中都有体现，如曹植的《洛神赋》《杂诗七首·其四》等，大抵以"香"为美人之喻，通过描写女性的气味之美寄托自己的政治抱负。

"香"字揭示了香道是养生之道与人文香韵相互融合的一门艺术。香道在中国有着悠久的历史传统。上古燎祭重馨香，汉代通香路、兴异香，唐代万国来朝贡异香，宋元以后，品香不但成为上流社会怡情养性的一种方式，也成为百姓日常生活的普遍行为。

欧阳修《归田录》记载，闻香是每天的必修课，"每晨起将视事，必焚香两炉"。清代画家禹之鼎的《斜倚熏笼图》，描绘了一位贵族女子斜倚在一个盛放香料的熏笼上的图景。文人雅士又将香道与理学、禅学等结合，有了"坐香""课香"之事，甚至将之与文学、哲学、艺术等联系在一起。

香道是一种味觉艺术，是自然之美与人文香韵的融合，体现了"天人合一"的哲学观和审美理念。从香料的配制，到熏点、喷洒所形成的香气、烟形，"香"都创造出了令人愉快、舒适、安详、兴奋或者感伤的气氛，向人传达智慧、自由、爱和希望，它已然超越了单纯的嗅觉体验，而臻于一种心灵的修养。

香道是华夏民族与自然和谐相处的智慧结晶，展现了大自然之美与人性化香韵的传承历史，留住了祖辈人的喜好、愉悦、至爱和梦想。

三、"香"字的"家族"略说

"香"字的家族很庞大，但比较常用的只有一个"馨"字，下面，对"馨"作一简说。

"馨"是形声字，馨，从香殸声。《说文解字》说："馨，香之远闻者。"此字的本义是芳香，即散布得很远的香气。"殸"即籀文的"磬"，是古代的一种打击乐器。玉石编磬发出的声音无比清越，最能钻进人的耳鼓和心灵深处。"清越"是黍香、馨音共同的特性。"馨"既是黍米的"香"，是"好闻"的气味，也是馨音"好听"的声响。这意味着香气像声音一样，可以在空气中广泛传播，如此，味觉与听觉的感官体验也被联系在一起。后来，人们将美好品德的传扬比喻成芳香气体的传播，如《国语·周语》："其德足以昭其馨香。"唐代刘禹锡《陋室铭》："惟吾德馨。"《尚书·君陈》："至治馨香，感于神明。黍稷非馨，明德惟馨。"

关于"香"的别称，有三十多种之多，《陈氏香谱·卷一》："香之远闻曰馨"，"香之美者曰酹，香之气曰馤。"宋人陈正敏《遁斋闲览》介绍说："《楚辞》所咏香草，曰兰、曰荪、曰茝、曰药、曰蘪、曰芷、曰荃、曰蕙、曰蘪芜、曰茳蓠、曰杜若、曰杜蘅、曰藕车、曰菖蒲，其类不一，不能尽识其名状，识者但一谓之香草而已。"陈正敏认为，《楚辞》所称香草为兰、荪、茝、药、蕙、芷、荃、蕙、蘼芜、茳蓠、杜若、杜蘅、藕车、蕾蕛，种类不一样，人们不能都认识其名称和形状，故而把以上草本花卉都视为香草。除了以上香草名称以外，还有薰草、蒿、芸等。

"香"字的文化密码大致告诉了我们"香"的"前世今生"、文化内涵和审美品格，为我们打开了学习理解中国香道的一扇大门。

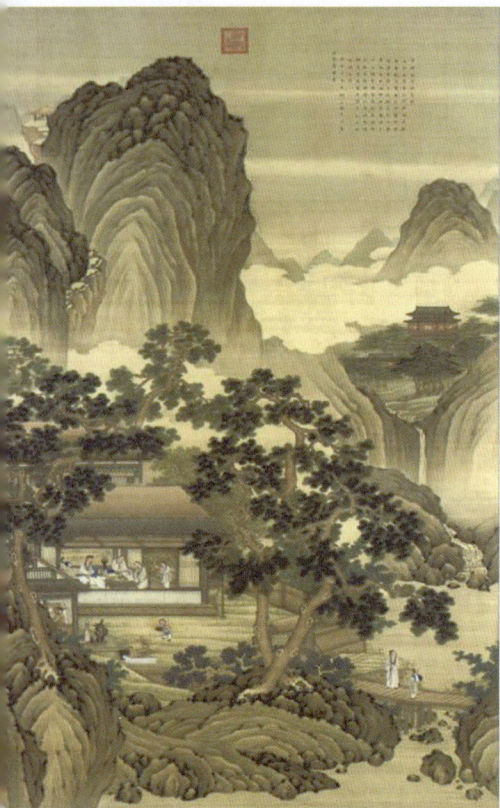

（清）黄应谌《陋室铭图轴》

第二讲

香史：源远流长

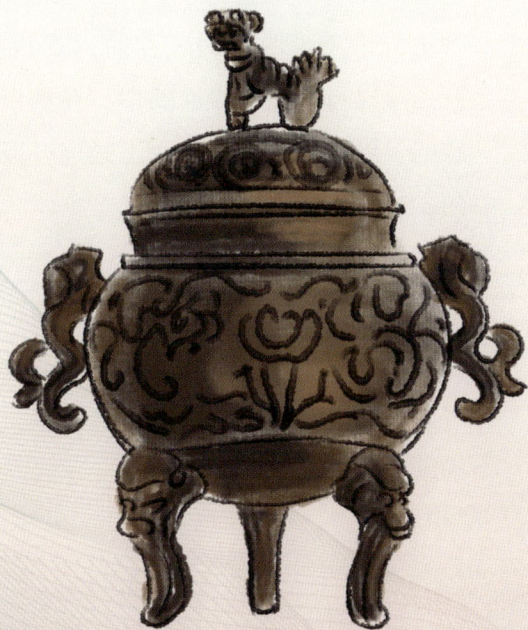

一个民族的文化是其整体生活的长期积淀，要探究一种文化的奥秘，须从历史入手，寻根溯源，从而把握这种文化的真谛。了解中国香道，必须了解其"前世今生"，对香的发展历史有一个大致的认识，《大学》说："物有本末，事有终始，知所先后，则近道矣。"寻根溯源，是为了立足现实、开拓未来。知香史，是为了明香道。香的发展历史如果详细地展开，可以写成一本很厚的书，在这里笔者只不过对大致的发展脉络和特征作一下描述，以期读者了解香道的本质特性、内在规律和审美意象。

《陈氏香谱》引用《天香传》的话说："香之为用从古矣。所以奉高明，所以达蠲洁。三代禋享，首惟馨之荐。"意思是说，中国用香的历史可以追溯到上古时期。香料用于供奉神灵，清洁空气。三代祭祀，首推以香祭献。又说："观乎上古帝皇之书，释道经典之

说 。则记录绵远，赞烦严重，色目至众，法度殊绝。"意思是说，翻阅上古帝王之书，释道经典之说，其记录绵远，赞美太多且过于庞杂，种类甚多，用香规矩都很独特。

《陈氏香谱·卷一》描述了"香"的发展历程，大致是这样："秦汉以前未闻，惟称兰蕙椒桂而已。至汉武奢广，尚书郎奏事者始有含鸡舌香，其他皆未闻。迫晋武时，外国贡异香始此。及隋，除夜火山烧沉香、甲煎不计数，海南诸品毕至矣。唐明皇君臣，多有用沉、檀、脑、麝为亭阁，何侈也！"意思是说，秦汉以前没有听说过"香"，中原地区只有兰香、蕙草、花椒、香桂。这个时期只有植物香草。及至晋武帝时，外国开始朝贡异香。隋时，炀帝在除夕夜烧沉香、甲煎不计其数，海南诸香料品种都用到了。唐明皇君臣多用沉香、檀香、龙脑香、麝香做芳香亭阁。陈敬的这一概述是符合史实的，不过稍显粗略。

中国的香道最早可以追溯至 6000 多年前的新石器时代，综合历史记载，其发展阶段可用几句话来概括：

香烟始升：萌发于远古；

兰蕙飘香：初现于先秦；

博山炉暖：初成于汉代；

香光庄严：成长于魏晋；

盛世流芳：成熟于隋唐；

巷陌飘香：鼎盛于宋元；

香满红楼：广兴于明清；

走入低谷：式微于近代。

　　中国的香，历史悠久，源远流长。自远古时期，祖先们在祭祀中燔木升烟，到近代的日常用香，它以清扬飘逸的姿态，在几千年漫漫历史长河里，渗透到社会生活的各个层面，温润着中国人的物质生活与精神世界。

　　今天，闻香、品茶、插花、挂画已经成为一种高雅的享受，特别是品香，更是成为文人雅士养生、养性、启智、审美、修心的"雅趣"。

一、萌发于远古祭祀

　　人类对香的喜爱来自与生俱来的本性需求。最初植物中挥发出的香气令先民们感到神奇又愉悦，他们在闻到不同香料的芳香时，感受到独特的香气带来的快感和美感，并逐步发现不同香味的植物具有不同的作用。

远古人类在野外或是洞穴聚居时，夏夜便燃烧艾叶，令其散发出独特味道以驱逐蚊虫，这种方法直到现在很多农村地区还在广泛使用。古代先民因为社会生产力的发展低下，不能完全了解一些自然现象，对表现为生命、意志、情感、灵性的自然现象或物体产生敬畏、依赖和崇拜心理。为此，先民们通过祭祀，祈愿与自然万物和谐共生。而在祭祀中，除了"三牲"、酒以外，香也是不可缺少的祭品。在古代，先民出于对自然香料的神奇用途的崇拜，将树干、花卉、果实、树脂等芳香物质奉献于神明。他们认为袅袅香烟是搭起人神之间沟通的桥梁。于是，他们用火烧植物产生的烟作为祭祀的工具，寄望于祖先和神灵的护佑。将献祭的物品焚烧，以香烟为载体带去人们的祈祷和愿望，这便是"燎祭"。"燎祭"是远古时期的一种祭祀形式，将用于献祭的物品烧燎、焚烧起来。先民们认为燃烧、升烟的做法能够帮助他们传达期望，达成心愿。可以说,"燎祭"是中国香文化的原点,祭祀礼德起天香,香从驱虫防疫发展到礼敬神灵。

从考古发现来看,利用燃烧物品的方法进行祭祀,早在新石器时代就已出现。比如,在距今六千多年的湖南澧县城头山遗址,以及上海青浦淞泽遗址的祭坛中,都发现有燃烧祭祀的痕迹。

古代的典籍对"燎祭"有许多记载:《尚书·舜典》:"至于岱宗,柴。望秩于山川。"焚柴升烟,以气闻达,告祭天地,这是烧柴祭天的仪式。

在周代,升烟祭天称为"禋"。《尚书·洛诰》郑玄注:"禋,芬芳之祭。"《周礼》郑玄注:"禋之言烟,周人尚臭,烟气之臭闻者。"燃烧香木香草使之产生芬芳之气,并上达于天,以香气飨神,这是后世祭祀用香之先声。

筑坛祭天,这是史前普遍存在的祭祀习俗,《礼记·祭法》:"燔柴于泰坛,祭天也。"孔颖达疏:"燔柴于泰坛者,谓积薪于坛上,而取玉及牲置柴上,燔之,使气达于天也。""燔柴"之祭,是古代最简单的燎祭方式,也是远古用香之雏形。

古代在举行重大祭祀仪式之前,还要驱除身上的污秽和邪气，也即"净身"。"净身"的方式就是"沐兰汤"。大约从夏代开始，人们就有用兰汤沐浴身体的习俗。自此，用香祭祀成为历代皇家敬礼和百姓祭拜的祭品。《楚辞·九歌·云中君》："浴兰汤兮沐芳，华采衣兮若英。"《陈氏香谱·卷一》："《汉武内传》云：'帝于七月七日设坐殿上，烧百和香，张羽锦帏，西王母乘紫云车而至。'"这个记载也是一个传说。香是神仙的"仙格"标志，往往作为神仙降临、凡人升仙的先兆和气氛。汉武帝烧香请神，神仙不期而至。这个记载说：汉武帝于七月七日在殿上设座，烧百和香，张羽锦帏，西王母乘紫云车至宫殿。

自宋代以来，烧香礼神、礼祖、礼拜习俗广为流行。宋太宗在《缘识》一诗中说："香汤洒浴更斋清，运动形躯四体轻。魔鬼自然生怕怖，神魂必定转安宁。"人们用香和鬼神进行沟通，驱邪祈福。从此，烧香成为祭拜活动的一种习俗。

《红楼梦》第四十三回《闲取乐偶攒金庆寿　不了情暂撮土为香》，十分详细地描述了宝玉为了祭奠投井而死的丫鬟金钏，避开众人，骑马与茗烟一口气跑出近十里路，想找个清静之处举行祭拜仪式。本想命茗烟去买些名香，如檀、芸、降三样，但因荒郊野外难以寻觅，只得用自己随身携带的荷包中的两星沉速代替。茗烟又替他想了个权宜之策，到水仙庵借来香炉，走到庵内后园，放置在井台之上，暗合金钏命丧之所。书中描写道："宝玉掏出香来焚上，含泪施了半礼。"

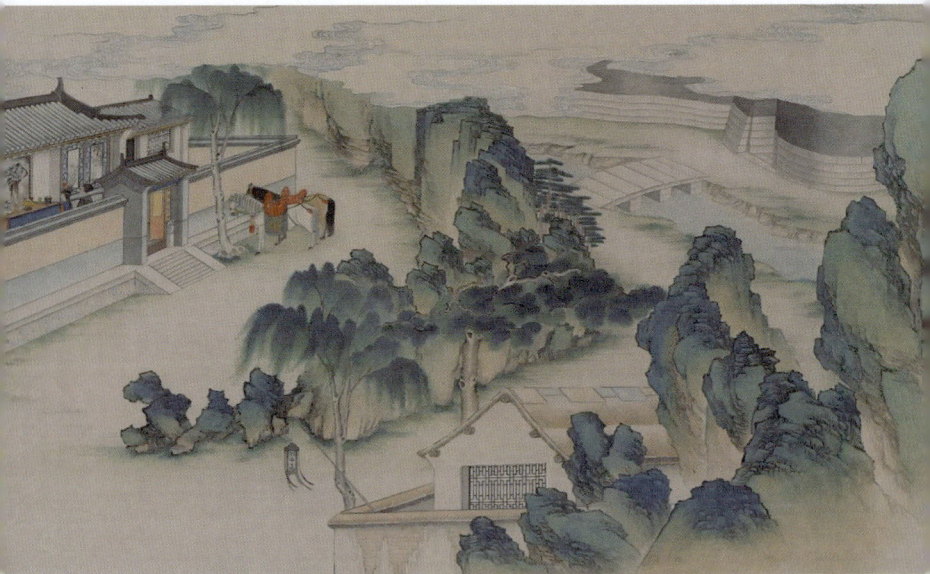

（清）孙温《红楼梦图册》

今天，人们到寺庙礼佛，在宗祠中祭祀祖先，等等，各种祭拜活动都要燃香，用以表达礼敬、哀思和怀念之情。

二、初现于春秋战国

春秋战国时，中国对植物香料已经有了广泛的利用。《陈氏香谱·原序》："《楚辞》所录，名物渐多，犹未取于退斋也。"意思是说，屈原所著的《楚辞》所录名物渐多，但还没有《香谱》所述的香料。春秋时的香草，香材主要是兰草、蕙草、花椒、桂皮四种，《诗经·王风·采葛》："彼采葛兮，一日不见，如三月兮。彼采萧兮，一日不见，如三秋兮。彼采艾兮，一日不见，如三岁兮。"这首爱情诗，讲了三种香草，葛、萧、艾，这些香草都有杀菌消毒、驱虫去疫、治病救人的功效。

春秋战国时期，先民熏燃香料来驱虫，有文字记载的如《周礼·秋官·庶氏》："庶氏掌除毒蛊，……嘉草攻之。"这里说的"毒蛊"是一种害人的毒虫，

"嘉草"应该是一种香草。今天我们常常用檀香木制作贮藏书画的柜子，用于防虫。又如木香、郁金香等，也有杀虫毒的功效。

春秋战国时期，先民有佩戴香草的习俗。中国第一部词典《尔雅》中有"蒚"，东晋郭璞注："即今之香蒚也。"《楚辞》提到香草23种，香木12种。《山海经》还说浮山有一种名为"熏草"的植物，它香气扑鼻，是一种香草，人们佩戴这种香草，可以治疗疫病。到了唐代，从佩香发展到佩戴"香囊"。唐代诗人王建的《秋夜曲》中有："香囊火死香气少，向帷合眼何时晓。"白居易《青毡帐二十韵》："铁檠移灯背，银囊带火悬。""银囊"指的是香囊。今天端午节也有用艾叶、菖蒲等制作香囊用于佩戴的习俗。

春秋战国时期，先民开启用香比喻高尚人格的先河，其代表人物是屈原，他在《离骚》中有许多对香的咏叹："扈江离与辟芷兮，纫秋兰以为佩。"江离和白芷，都是香草。屈原说：我披上芳香的江离和白芷，又编行起秋兰当配饰。佩戴香草已经很常见，屈原在这里用佩戴香草比喻自己重视后天德能的培养。又云："余既滋兰之九畹兮，又树蕙之百亩。"说的是：我已播种了九畹芒兰，又栽种了百亩香蕙。此句用香草隐喻培育英才。"芳与泽其杂糅兮，唯昭质其犹未亏。"意思是说，香花虽从污泥里生出，但其光彩洁质却未曾损伤。"佩缤纷其繁饰兮，芳菲菲其弥章。"意思是说，佩饰五彩缤纷花样繁多，阵阵幽香更沁人心房。从屈原的诗句可以看到，那时的香主要是植物香草，人们已经将香草作为一种佩饰，可见人们对香的喜爱。屈原咏香并不停留在生理需要的层次上，而是更多地用于象征一种高尚的人格，如用兰蕙、白芷象征坚贞高洁、刚强不屈的品格，用女贞象征忠贞廉洁，用桂木与木兰象征栋梁之材，用花椒象征忠谏与坚定的心志。自屈原始，爱国贤良之士有了一个好听的代名词——香草美人。孔子说："芝兰生于深林，不以无人而不芳，君子修道立德，不谓穷困而败节。"（《孔子家语·在厄》）我们从这些记载中，可以看到他们用的主要是植物香，即香草，多做成香囊佩戴。

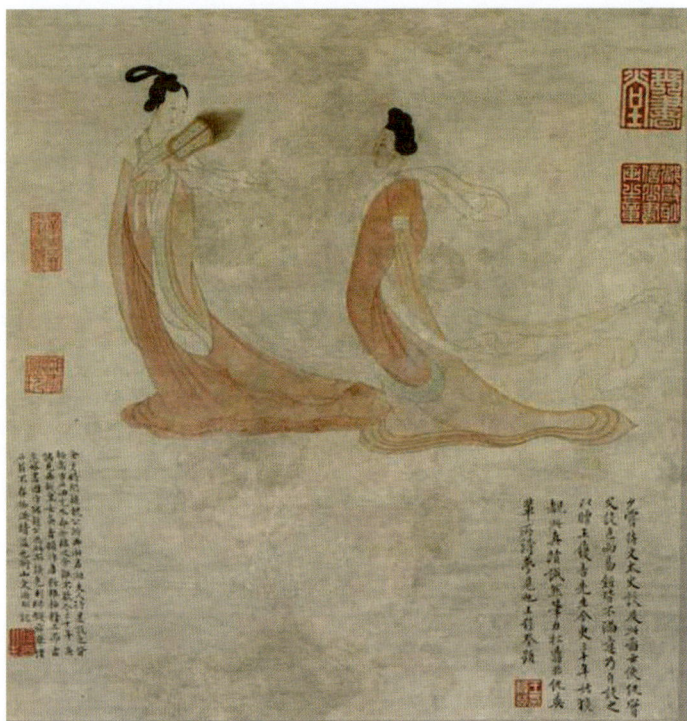

（明）文徵明《湘君湘夫人图》

在这个时期，香作为中华文明的重要组成部分，被赋予了一种高贵气质和品格，逐渐展现出其独特的精神价值，为人们所钟爱和推崇。

三、初成于汉代

先秦时期，用香仍然以祭祀为主，但生活用香也得到发展，用香从直接燃烧、佩戴发展到泡酒，产生了优雅、细腻的品香方式，先秦的人们十分看重香对提升道德修养的作用，这些都为西汉香事的爆发式发展奠定了基础。

汉代是中国用香发展史上的一个重要时期。汉代的长期统一和稳定，使得国家日渐强盛，随着疆域的不断扩大，盛产香料的南方地区逐渐被纳入了大汉帝国的版图，加上丝绸之路的开通，更促进了对外贸易的发展。大量香料如丁香、迷迭香、胡椒、安息香等进入了中国，并风行于汉代的贵族阶层。这些因素叠加在一起，使得中国人对香的使用，进入了一个快速发展的时期。这个时期，用香、品香有几个特征：

一是上层社会的喜爱和推崇起着推动的作用。许多王公贵族把熏香作为身份尊贵的象征，品香自然而然地在上层社会中流行开来。考古文物表明，各种香

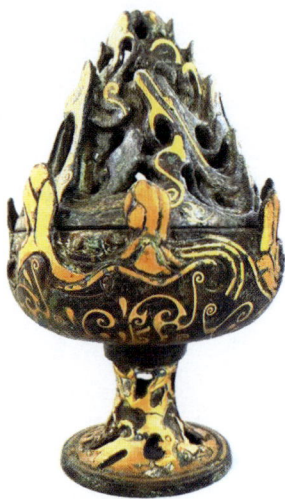

（汉）错金博山炉

具是汉代墓葬中的常见物品。在广州发掘的西汉初期南越王墓中，曾出土了三件铜制熏炉。在著名的长沙马王堆一号墓中，也发现了熏炉、熏笼、香枕、香囊等多种香具。

二是香料品种丰富多样。陆上和海上丝绸之路的活跃，为我们带来了海外的龙脑香、迷迭香、苏合香、鸡舌香、安息香、乳香、龙涎香等香料。《陈氏香谱·卷一》："迨晋武时，外国贡异香始此。"意为：汉至晋武帝时，外国开始朝贡异香。《陈氏香谱·卷一》记载，西域进献"茵墀香"，汉灵帝让宫人以香沐浴。"《拾遗记》云：灵帝熹平三年，西域所献，煮为汤，辟疠，宫人以之沐浴，余汁入渠，名曰流香之渠。"《博物志·异产》中也有记载：汉武帝时，弱水西国有乘毛（氄）车以渡弱水来献香者。在用香上，除了用单一品种的香以外，第一次出现了"合香"（一种像中医药方一样的香方），宫廷的术士开始用多种香材，根据阴阳五行和经络学说来调配香方。传说汉武帝创制了"百和香"，烧百和香祈求神仙的降临。白居易诗赞："春芽细炷千灯焰，夏蕊浓焚百和香。"百和香香味极浓。

三是新型、美观、实用的香具开始出现。如豆式陶熏炉、熏笼、香枕、香囊、香竹筒。汉武帝时期，具有代表性的博山炉熏香文化大行其道，不仅成为达官贵人追求优雅生活的范式，也成为平民百姓用以强身健体的方式，用博山炉熏香、品香成为一种时尚。博山香炉来自博山，相传博山是东方海上的仙山。博山香炉大多是铜炉，设有炉盖，造型奇特。炉盖上雕镂高耸起伏的峻峭山峦之形，有青龙、白虎、玄武、朱雀等灵禽瑞兽，还有各种神仙人物。镂有隐蔽的孔洞以散香烟。西汉文学家刘向曾作《熏炉铭》："嘉此正气，崭岩若山。上贯太华，承以铜盘。中有兰绮，朱火青烟。"《陈氏香谱·卷三》："头贵穿窿，可泄火气，置窍不用大都，使香气回薄，则能耐久。"大都，即太多。意思是说，香炉以顶为穹隆形为好，可泄火气，不用置孔太多，香气盘旋回绕，就可以使之持久。博山香炉的制作符合了这一要求。

汉代在香具方面除了香炉，还出现了能直接放在衣物中熏香的"熏笼"。这是专门用来为衣服、被褥熏香的工具。这种熏笼有大有小，可熏手巾、衣服、被褥等，既能为衣物添香，又能除菌、辟虫、暖衣被，在床榻间营造舒适的氛围。这种熏香法一直流传下来，明代朱有燉《元宫词》："骑来骏马响金铃，苏合薰衣透体馨。"

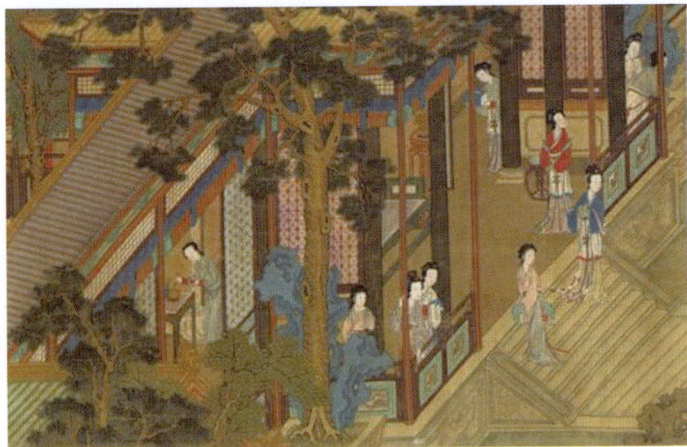

（明）仇英《汉宫春晓图》

四是佛教用香的助推。汉代佛教传入中国，形成了东西文化融合的一个高峰。汉代不仅用香风气大盛，而且催生了各种形式的行香技法，香学与佛学相结合，出现了"坐香"与"课香"的说法，识香、用香成为禅宗持戒修为的一门特殊功课。佛门和文人都热衷于建造香斋、静室，用作专门的闻香、品香场所，香案、香几成为文房清院的典型陈设。从此以后，"香"成为佛家的象征符号，贯穿于佛事活动整个体系的每一个环节中，如诵经、打坐、浴佛法会、佛像开光、传戒放生等佛事活动都离不开香。礼佛要"坐香""跪香""敬香""行香"，僧人做法事要唱《炉香赞》，然后"捻香"。礼佛的上乘境界在于虔诚，被称为"心香"。后来，六祖慧能在《六祖坛经》中，用"香"比喻美德和戒律。在"忏悔品"中讲了修炼的"五香"，即"五个修炼的阶梯"。"师曰：'一、戒香：即自心中无非、无恶、无嫉妒、无贪嗔、无劫害，名戒香。二、定香：即睹诸善恶境相，自心不乱，名定香。三、慧香：自心无碍，常以智慧观照自性，不造诸恶，虽修众善，心不执着，敬上念下，矜恤孤贫，名慧香。

四、解脱香：即自心无所攀缘，不思善，不思恶，自在无碍，名解脱香。五、解脱知见香：自心既无所攀缘善恶，不可沉空守寂，即须广学多闻，识自本心，达诸佛理，和光接物，无我无人，直至菩提，真性不易，名解脱知见香。善知识，此香各自内熏，莫向外觅。'"慧能把"香"比作戒律、智慧、美德、佛性，为此，佛界用香成为很常见的行为。如用香礼佛、焚香诵经，寺庙里充满着浓浓的香味。

四、成长于魏晋

魏晋南北朝时期，交通更加便利，香料贸易取得了长足的发展，出现了专门进行香料交易的"香市"和专门从事香料生产的"香户"。这个时期，用香、品香具有如下特征：

一是香料种类和数量不断增加，香料成为礼品，出现了赠香的行为。据《太平御览·魏武令》记载，魏武帝曹操在天下初定时，出于节俭的考虑，曾禁止家眷熏香和佩戴香囊。但是，后来为了房屋清洁，也就"听得烧枫胶及熏草"了。这说明用香已经成为百姓的生活内容。曹操还曾向诸葛亮寄赠鸡舌香。《魏武帝集·与诸葛亮书》中说："今奉鸡舌香五斤，以表微意。"《陈氏香谱·卷四》在"分香"中还记载："魏王操临终《遗令》曰：'余香可分与诸夫人，不命祭。诸舍中无所为，可学作履组卖也。'"

曹操临终时，在遗嘱中特意嘱咐将自己珍藏的香品分给妻妾，并让她们以做鞋出卖度日。可见，当时的香料之珍贵不亚于金银。苏轼在《孔北海赞》中对此有过评论："操以病亡，子孙满前而咿嘤涕泣，留连姜妇，分香卖履，区处衣物，平生奸伪，死见真性。"

二是用香成为身份的象征。南北朝时期，由于香料价格十分昂贵，能用得起香的多是巨富之家。《晋书·刘寔传》记载了这样一件事：东晋富商石崇是出名的炫富者，有一次，尚书郎刘寔到石崇家拜访，突然想去厕所小便，打听到方位后，便起身奔去。不承想，找到本应是厕所的地方，却"见有绛纹帐，裀褥甚丽，两婢持香囊"。惊得刘寔半刻也不敢停留，提着裤子就跑了回去，弄得两个小丫鬟不知所措。刘寔十分抱歉地对石崇说："刚才走错地方，差点进了您的内宅。"石崇答道："你没走错，那就是厕所。"对此，崇尚节俭的刘寔深有感触地说："贫士未尝得此。"《晋书·王敦传》对于石崇家里豪华厕所的内部情况记载更详细："常有十余婢侍列，皆有容色，置甲煎粉、沉香汁，有如厕者，皆易新衣而出。"从这个故事中可以看到，富豪为炫富，用香很奢侈。

三是用香成为道士修道的手段。魏晋南北朝是中国历史上政治最为混乱，同时也是精神最为自由的年代。魏晋玄学的产生和发展，造就了人们崇尚简约淡泊、追求超凡脱俗的哲学思想，香烟缭绕的意境恰好与这种哲学思想相吻合。这个时期道教的进一步发展，神仙故事的不断传播，也给香带来了一些神秘的色彩。《太平御览》引《世说新语》说，东晋时有个叫陈庄的人，"入武当山学道，所居恒有白烟，香气闻彻"。道士以香为伴，闻香成为修道升仙的手段。

五、成熟于隋唐

隋唐时期，中国结束了魏晋南北朝近四百年的分裂状态，在空前统一的辽阔疆域内，各族人民互相融合，创造出了灿烂辉煌的文明，社会的物质财富和精神财富空前充盈，中国进入了一个鼎盛时期。经济的发展，科技的进步，交通的发达，使得香料贸易出现了前所未有的繁荣局面，香料的普及在此时有了很大的发展。此时，上至皇室贵族，下至平民百姓，用香风气相当普遍，创造出各种用香的技法。《陈氏香谱·卷一》："及隋，除夜火山烧沉香、甲煎不计数，海南诸香毕至矣。"意为，隋时，炀帝在除夕夜烧沉香、甲煎不计其数，海南诸香料品种都用到了。当时隋炀帝焚香，火光冲天，烟雾蒸腾，香气弥漫数里，仅沉香一夜之间就烧掉200多斤，隋炀帝还动用甲煎二百余石。甲煎是一种合香，以甲香、沉香、麝香诸香配制而成，可作口脂，可点燃，也可入药，这标志着用香水平的提高和香用途的扩大。

唐代的帝王们不但热衷于闻香，也精通香道，善于用香。《陈氏香谱·卷二》中就记载有"唐开元宫中方：沉香二两，檀香二两，麝香二钱，龙脑二钱，甲香一钱，马牙硝一钱，右为细末，炼蜜和匀，窨月余，取出，旋入脑麝，丸之，或作花子，爇如常法"。

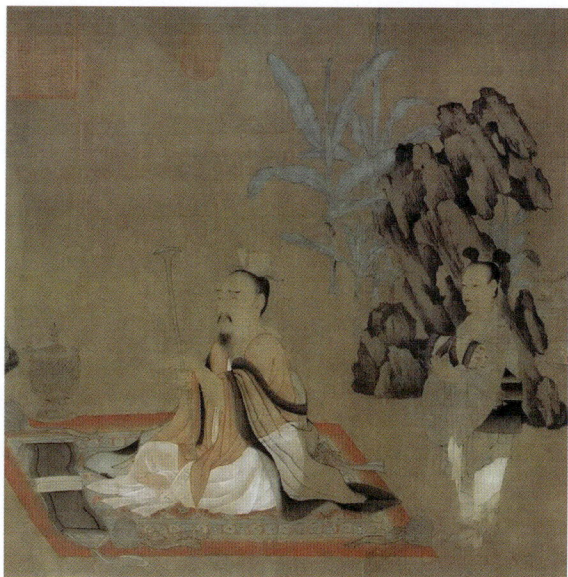

（唐）孙位《高逸图》（局部）

隋唐宫廷中均设有香药局，专门管理宫廷陈设、出行幛幕、药品和香品。

唐代在中国历史上被称为"盛世"，经济繁荣，社会富庶为文化的发展奠定了基础。一方面，香料极为丰富；另一方面，香料市场形成。于是，形成了万国来朝贡异香，芬芳馥郁飘长安的景象。唐代皇帝大多信佛，皇室参加佛事活动极为频繁，其用香量之大可想而知。

唐代用香的特征表现为：

第一，香具的美观、高档、多样。香具中出现了大量的金器、银器、玉器，外观模仿博山香炉的样式，但式样更加华美。熏球、香斗、香囊等香具被广泛使用。

第二，出现了以香料为商品的交易活动的专业市场。唐朝出现了许多专门经营香材、香料的商人和香行。

第三，出现了以香作为材料的建筑物。《陈氏香谱·卷一》："*唐明皇君臣多有用沉、檀、脑、麝为亭阁，何多也。*"意为，唐明皇时君臣多用沉香、檀香、龙脑香、麝香做芳香亭阁。据唐代郑处海《明皇杂录》记载，唐明皇时期，宫内建有沉香亭，明皇与贵妃曾在亭上赏木芍药。这里的沉香亭应该是用沉香的树木建造的亭子。《开元天宝遗事》记载："国忠又用沉香为阁，檀香为栏，以麝香、乳香筛土和为泥饰壁。每于春时，木芍药盛开之际，聚宾友于此阁上赏花焉。禁中沉香之庭远不侔此壮丽也。"当时权倾朝野的杨国忠的宅邸用沉香造阁，檀香为栏，把麝香、乳香筛过后与泥土混合，用于涂抹墙壁。每至春时，木芍药盛开之际，聚宾客于此阁上赏花。宫中沉香之亭，远远比不上此阁的壮丽。李白在《清平调》中曾写道："名花倾国两相欢，常得君王带笑看。解释春风无限恨，沉香亭北倚栏杆。"

第四，开创了以品香、评香为主要内容的斗香雅事。北宋陶谷《清异录》记载唐中宗、韦皇后与皇亲国戚及权臣"各携名香，比试优劣，名曰斗香"。当时出现了文人雅士和豪门贵族热衷一时的竞香雅会。

第五，香料的形制、用途多样，调配技术大大提高。从香品看，有香膏、香饼、香粉、香脂、香

丸、香水。从用香看，有涂敷、内服、佩戴、焚烧
等。人们创造了制衣的香方制作技艺。唐代香方门
类繁多，功能多样，制作精良，技艺高超，合香技
术走向成熟。孙思邈在《备急千金要方》中记载的
合香方，标志着唐代香品的品质已经达到了较高的
水平。

隋唐时期，虽然用香的人主要在宫廷，多为达官
贵人，但社会安定、盛世的出现，使香道有了新的发
展。晚唐出现了印香、隔火熏香，这两种方式成为香
客品香的新方式。同时，中国的香文化开始向外
传播。

六、鼎盛于宋元

宋代由于经济文化高度发达，"海上丝绸之路"
繁荣，中外经济交流频繁，为香文化的发展创造了条
件，香还成为"宋雅"之一。《太平惠民和剂局方》
收录了很多香沥、香茶和熏香的方剂，如沉香降气
汤、龙脑饮子、苏合香丸、安息香丸、丁香丸、鸡舌
香丸等。这个时期是中国香文化发展的鼎盛时期。文

人雅士喜香、爱香、用香、赠香成一时之风。南宋曾几有诗云："有客过丈室,呼儿具炉薰。清谈似微馥,妙处渠应闻。沉水已成烬,博山尚停云。斯须客辞去,跌坐对余芬。"发达的海外贸易、日趋成熟的香料运销机制,使得这一时期香的使用遍及社会生活的各方面。随着用香群体的逐渐扩大,当时社会围绕香的制作和使用,形成了一个发达的产业。文人普遍制香、用香,出现了许多论香的专著。文学作品中,对香的描写已经十分普遍。南唐后主李煜是一个具有艺术才华的皇帝,善于写词。他写的许多词,往往将香与佳人放在一起抒发情感。如《一斛珠》:"晓妆初过,沉檀轻注些儿个。向人微露丁香颗。"《临江仙》:"望残烟草低迷。炉香闲袅凤凰儿。"香在当时已经深入人心,成为人们生活中必不可少的组成部分。

这个时期,香道的最大特征是香走进了寻常百姓家,书斋香与市井香齐头并进,相得益彰;合香的配方种类不断增加,制作工艺更加精良,而且在香品造型上也更加丰富多彩。这个时期香道的发展主要体现在如下几个方面:

一是创新熏香技法。在品香的方式上发明了"隔火熏香"，这一方法是：燃一块木炭，在炭上放一层传热的薄片，最后在薄片上面放上香品，从而产生无烟的香，使品香更加纯粹。

二是发明了新颖的香具。这个时期，流行香炉、香盒、香瓶、烛台等搭配在一起的组合香具。

三是发明了实用的香品。宋代富贵人家的车轿常要熏香，除了香包、香粉，还用焚香的香球（即熏球，有提链，堪称"移动香炉"），香气馥郁，谓之"香车"。用香美容之物甚多，如香囊、香粉、香珠、香膏等等。元宵夜赏玩嬉笑的女子多半也敷了香粉，佩了香囊，穿着熏过的香衣。"宝马雕车香满路，笑语盈盈暗香去"，正是宋代都城生动而真实的景象。《陈氏香谱》记载了八种香方，分别是闻思香、清真香、婴香、意和香、意可香、深静香、小宗香、浓梅香。

四是发明和使用线香大大方便了使用者。正如苏洵诗中所说："轩窗几席随宜用，不待高擎鹊尾炉。"李时珍《本草纲目》卷十四有"线香"条，称线香是将榆皮面混合香末，以工具压榨而"成条如线"或制成盘香。

五是出现了以香料交易为主的香铺和市场。孟元老《东京梦华录》曾经记录了汴梁香铺林立的市井景象："御廊西即鹿家包子，余皆羹店、分茶、酒店、香药铺、居民。还有人供香饼子、炭团。"《清明上河图》里也画了一家香铺，匾额上写着"刘家沉檀丸散香铺"。商铺门口随风飘展着一幅广告招牌，上书"刘家上色沉檀炼香"，意思是说，这家香铺出售沉香、檀香以及蜜炼合成的香丸。据周密《武林旧事》卷六记载，当时南宋都城临安（今杭州）已经有了专业的香市场，经营香炉、香笼、香药、香品等。

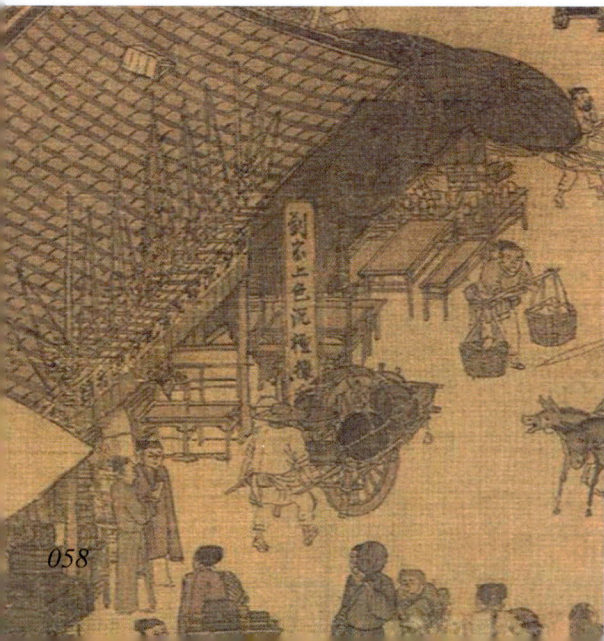

（宋）张择端《清明上河图》（局部，汴梁香铺风貌）

六是一批文人雅士把香的感官享受与精神升华提高至前所未有的层次。以苏轼"鼻观先参"和黄庭坚"闻思香"的理论作为代表，文人雅士第一次把品香与观照己心联系起来，把香道提升到精神文化的层面。苏轼曾亲自制作了一种篆香赠予苏辙作为寿礼，黄庭坚曾自称"有香癖"，陆游则作有"烧香"诗。在宋代的诗词之中，自然不乏写香的佳句，如秦观的"断尽金炉小篆香"；晏殊的"翠叶藏莺，朱帘隔燕，炉香静逐游丝转"；苏轼的"沉麝不烧金鸭冷，淡云笼月照梨花"；李清照的"薄雾浓云愁永昼，瑞脑销金兽"；陆游的"一寸丹心幸无愧，庭空月白夜烧香"；赵令畤的"尽日沉烟香一缕"。"焚香静坐""鼻观心参"，宋代文人已将品香升华为生活的艺术。

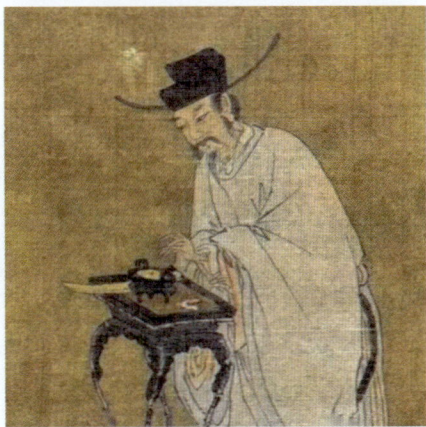

（宋）佚名《大臣隔火熏香图》

七、广兴于明清

明清是中国香文化发展的成熟期，香的使用更为普及，这个时期，香道的主要特征如下：

一是香料成为对外贸易的主要商品。进入明代以后，明成祖朱棣为开拓海外航线，取得对外贸易的主动权，于1405—1433年间令郑和率领船队多次下西洋。沿途用丝帛、瓷器、茶叶等中国特产与各国进行交易。香料是交易回来的主要商品，包括檀香、龙脑、乳香、木香、安息香、没药、苏合香等。这些香料除供宫廷使用外，大部分被销往各地。

二是手工制作的线香开始广泛使用，并已形成了成熟的制作技术。线香由于生产效率较高，成本较低，使用方便，受到大众的欢迎。《本草纲目》中记载："今人合香之法甚多……其料加减不等，大抵多用白芷、芎䓖、独活、甘松、三奈、丁香、藿香、藁本、高良姜、角茴香、连乔、大黄、黄芩、柏木、兜娄、香末之类，为末，以榆皮面作糊和剂，以唧筒笮成线香，成条如线也。"这一制香方法的记载是现存

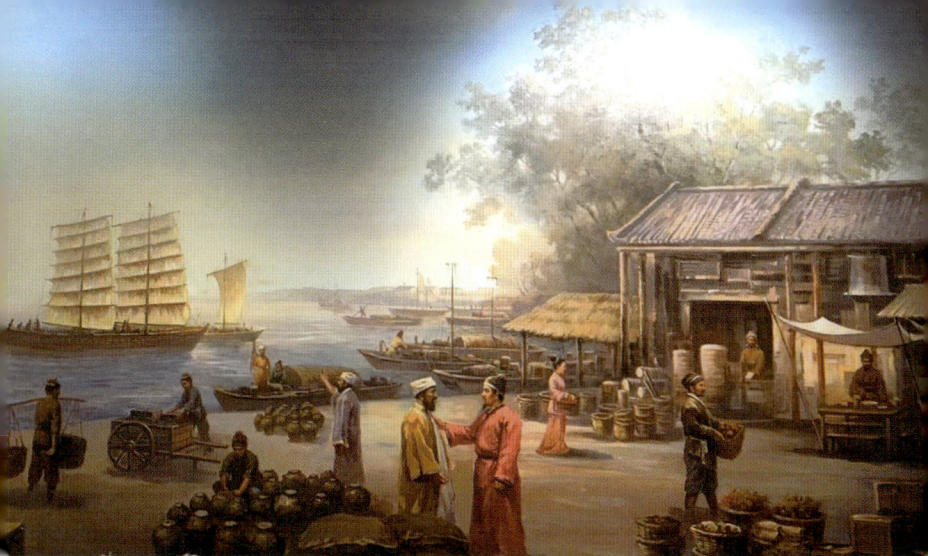

香料进口场景（古代）

最早的关于线香的文字记录。线香由于大受欢迎，竟也成为官场送礼的常备礼品。名臣于谦曾作《入京》诗揭露这种情况："绢帕蘑菇与线香，本资民用反为殃。清风两袖朝天去，免得闾阎话短长。"

三是创制了精美的香具。随着闻香方式的多样，出现了多种多样的香器，如香炉、香盒、香匙、香箸、香壶等。明代宣德年间，宣宗帝利用真腊（今柬埔寨）进贡的成千上万斤黄铜，另加入国库的大量金银珠宝一并精工冶炼，制造了一批盖世绝伦的铜制香炉，后世称"宣德炉"。

四是品香、用香广泛流行。这个时期，是古代香文化普及的阶段，也是香文化大众化、生活化的阶段，香成为大众消费品。人们对红袖添香式的文人生活充满期待，品香广为流传。清代的小说、笔记中，记载了许多"用香"的文字。曹雪芹《红楼梦》、蒲松龄《聊斋志异》等名著中，都有对香的记载。特别是清光绪年间刊印的绘画插图本《聊斋志异》，全书四百三十九幅图画，其中三十六幅绘有与品香有关的各式香具、熏炉，再现了中国古人品香、用香的场景。曹雪芹的《红楼梦》中可说是芳香四溢，如贾宝玉在《夏夜即事》中云："窗明麝月开宫镜，室霭檀云品御香。"又如元妃省亲时，"园内鼎焚百合之香，瓶插长春之蕊。又有销金提炉，焚着御香，园中香烟缭绕，花影缤纷"。在以后的各回中，都写到手炉焚香、品香、熏香等。

五是品香上升为一门生活艺术。这个时期许多学者对香文化加以总结提炼，屠隆写了《考槃余事》，回答了文人用香的好处，说："香之为用，其利最溥，物外高隐，坐语道德，焚之可以清心悦神。"高濂写了《遵生八笺·燕闲清赏笺》，设计了香房、香柜，划分了五种香型适宜的场景和风格。文震亨写了《长物志》论述香的器具，周嘉胄写了《香乘》收录了各种篆香图，而画家陈洪绶则创作了大量的香画，如《斜倚熏笼图》《仕女清娱图》等。

八、式微于近代

在 1912—1949 年这短暂的三十余年中，中国经历了重大的历史变革，清朝的灭亡，标志着中国几千年封建王朝统治的结束，民国期间新旧思想、新旧势力的冲突，西学东渐，中西文化的剧烈碰撞，日本帝国主义的入侵以及随后的国内战争，带给中国人民无尽的灾难，使原本富裕、优雅的中华民族，变得贫穷不堪和粗简。香文化日趋式微，这个时期用香只在少数富人、知识阶层中存在。在民国笔记小说及一些文人遗留的文字中，还有些对香的记载。如马叙伦《石屋余沈》中记载《金鱼唱和词》有"兽炉香里日偏长，独自倚楼惆怅"之句。点滴的诗词透露出近代文人对香的依恋，品香在当时仍然是一门生活艺术。

1949 年中华人民共和国成立后，人们的生活自由、安定，少数老知识分子重拾旧日生活情趣，延续了熏香的习惯。当时用的香料是家中旧存的沉香，也有自制的合香。

晚清至新中国改革开放前，是中国香道发展历史上的一个低谷。这一时期，社会剧变、文化格局调整、化学香料涌现、机械生产出现、社会生活方式变化等众多原因叠加，导致传统香道文化日渐式微。

改革开放以后，随着人们物质生活和精神生活的日益丰富，许多历史上的香树产地，又大种香树，长期沉寂的香市重新开张，香馆、香市如雨后春笋般涌现，品香、用香又重新走进寻常百姓家，人们不但爱香，而且学会品香，香道又开始流行，香文化的发展迎来了一个新的春天。

第三讲

香功：颐养身心

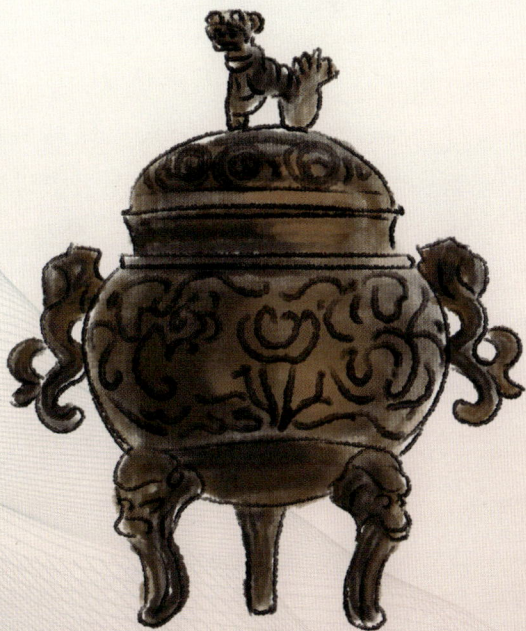

人类对香的喜好是与生俱来的。香，在馨悦之中调动心智的灵性，于有形无形之间调息、通鼻、开窍，调和身心，妙用无穷。香，不仅芳香养鼻、强身健体、祛秽疗疾，而且还可以养礼、养性、养德、养神。

　　《陈氏香谱·卷一》："然香者一也，或出于草、或出于木、或花、或实、或节、或叶、或皮、或液、或又假人力煎和而成；有供焚者、有可佩者、又有充入药者。"意为香料基本是取于草、木、花、实、节、叶、皮、液，或者是用人工煎熬调和而成，可供焚香、佩戴以及药用。陈敬在书中讲的香主要是植物香，其用途大致有三个方面：焚香、佩戴以及药用。

　　明代周嘉胄在《香乘·自序》中，也对香的功用作了一个概括，说："香之为用大矣哉，通天集灵，祀先供圣，礼佛藉以导诚，祈仙因之升举，至返魂祛疫，辟邪飞气，功可回天。"香的功用确实很大，概括起来不外乎满足人的生理需要和心理需要。周嘉胄在这里讲的"功可回天"，同样是两个方面的功用：一方面是有利于生理健康；另一方面是有利于心理健康。具体来说，香是养生的，人们在闻香中调息、通鼻、开窍、安神、扶正气、驱邪气，有利于身体健康；香是怡情的，人们在静室中闲观默照，在香气、烟形环绕中，产生愉快、舒适、安详、宁静的感觉，怡情悦性；香是启智的，人们在点香、品香、观香中产生种种联想，创作出诗、书、画、乐等艺术品；香，更是修心的，人们在馨悦之中调动心智的灵性，培养高尚情操，净化心灵。"燃我一生之忧伤，换你一丝之感悟。"

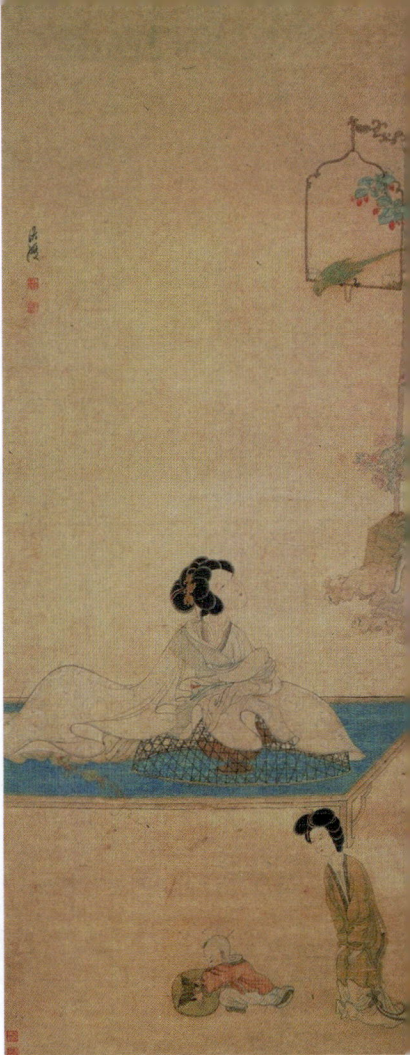

（明）陈洪绶《斜倚熏笼图》（局部）

明代文震亨在《长物志·卷一二》中也概括了香的功用："香、茗之用，其利最溥：物外高隐，坐语道德，可以清心悦神；初阳薄暝，兴味萧骚，可以畅怀舒啸；晴窗榻帖，挥尘闲吟，篝灯夜读，可以远辟睡魔；青衣红袖，密语谈私，可以助情热意；坐雨闲窗，饭余散步，可以遣寂除烦；醉筵醒客，夜语蓬窗，长啸空楼，冰弦戛指，可以佐欢解渴。"

在不同历史时期、不同的文化背景，甚至不同的精神状态下，人们用香、品香的方式有所不同，效果亦大相径庭。香虽细微，却能集宗教、艺术、养生、休闲、生活日用诸功能于一体。从用香的历史看，香功有物质价值和精神文化价值。其主要的功用可以概括为养身、养礼、养德、养心四大养。下面，对其功用作一下具体的介绍：

一、养身：健体防病

《荀子·礼论》："刍豢稻粱，五味调香，所以养口也；椒兰芬苾，所以养鼻也。"意思是说，牛羊猪犬等各种肉食和稻米、高粱等粮食，用酸甜苦辣咸五种味道调和而制成的美味佳肴，是用来调养人们的口味的；香味芬芳的椒兰，是用来调养人们的鼻子的。荀子在这里第一次提出了"养鼻"的养生观。

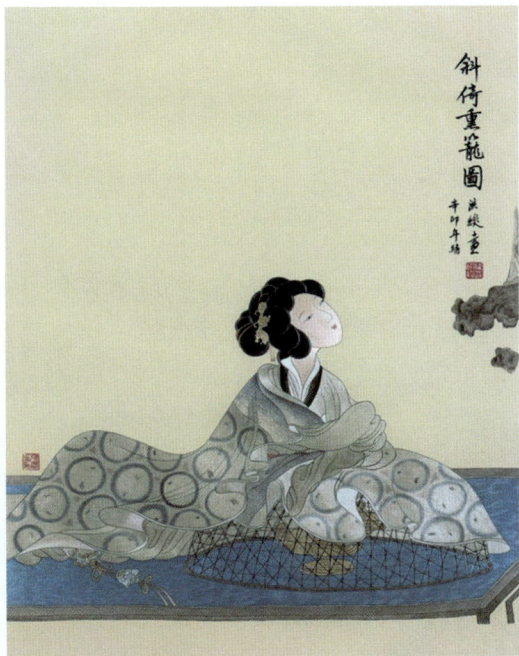

（明）陈洪绶《斜倚熏笼图》（局部）

春秋战国时期，人们已经用艾等疗疾。《庄子》："越人熏之以艾。"《孟子》："犹七年之病，求三年之艾也。"《山海经》："浮山……有草焉，名曰薰草，麻叶而方茎，赤华而黑实，臭如蘼芜，佩之可以已疠。"其薰草即零陵香。这就是将艾叶和零陵香用于治病。

中医最早提出了熏香养生、治病的理论。《素问·金匮真言论》论述了气味、颜色、味道、五谷对五脏的滋养作用：

东方青色，入通于肝，开窍于目，藏精于肝。……其臭臊。

南方赤色，入通于心，开窍于耳，藏精于心。……其臭焦。

中央黄色，入通于脾，开窍于口，藏精于脾。……其臭香。

西方白色，入通于肺，开窍于鼻，藏精于肺。……其臭腥。

北方黑色，入通于肾，开窍于二阴，藏精于肾。……其臭腐。

臊、焦、香、腥、腐是对各种气味的概括，指出了五味对五脏的作用。中医的养生理论非常重视

"气"，强调要正气、卫气、营气、养育。"气味"进入人体可以快捷地产生治疗的效果，可见气味在养生中的重要性。

明代贾所学在《药品化义》中论述了"香药"的功能：香能通气，能主散，能醒脾阴，能透心气，能和合五脏。香药分为五类，即气香类的砂仁、川芎、白芷；气微香类的厚朴、熟地、白术；气清香类的藿香、侧柏叶、薄荷叶；气香窜类的沉香、木香；气香细类的陈皮等。

"香"在养生方面的功能主要体现在饮食、美容、医疗等方面。

第一，香是美食配料。香可以调和饮食中的滋味。《礼记·中庸》曾经论述："人莫不饮食也，鲜能知味也。"中国的古人早就追求食物要达到"出味、入味、提味、补味、娇味、赋味"的境界，力求饮食具有和谐的鲜美滋味，并把和味作为烹饪追求的灵魂。"夫礼之初，始诸饮食"，而饮食要色、香、味俱全，是饮食的最高要求。因此，香料成为烹饪中不可缺少的调味品。中国饮食烹调讲求调味，所谓五味调和百味香。袁枚《随园食单·色臭须知》："目与鼻，口之邻也，亦口之媒介也。嘉肴到目、到鼻，色臭便有不同。或净若秋云，或艳如琥珀，其芬芳之气，亦扑鼻而来，不必齿决之，舌尝之，而后知其妙也。"在食品的制作中，我们常常要用上一些香料。如茴香，《陈氏香谱·卷一》："《本草》云：即茴香，叶细茎粗，高者五、六尺，丛生人家庭院中，其子疗风。"《本草》记载：茴香，叶细茎粗，高的有五六尺，在房屋的庭院中丛生。茴香子可治疗风病。《备急千金要方》说："臭肉和水煮，下少许，即无臭气，故曰茴香。"茴香能解除肉中臭气，使之重新添香，故曰"茴香"。大茴香也叫作"八角茴香"。茴香味辛温，有散寒止痛、理气和中的功效。其辛散温通，善暖中下二焦，尤以疏肝解寒止痛见长。茴香是潮州卤水不可缺少的配料。

第二，香是美容美体佳品。春秋战国时期美容在民间已经很普遍。《楚辞》中有"粉白黛黑，施芳泽只"的表述，说明战国时期的女性已在脸上搽粉画眉、涂抹香脂。战国时期的宋玉在《登徒子好色赋》中，曾经描写了一个理想的美女形象："东家之子，增之一分则太长，减之一分则太短；着粉则太白，施朱则太赤；眉如翠羽，肌如白雪；腰如束素，齿如含贝。"香料在古代美容中的应用是很广泛的，洗的有面药，敷的有面脂、香粉、蔷薇露，内服的有香丸等。《陈氏香谱·卷一》记载了白芷被用于女士美白的功效。"《本草》云：'即白芷也，一名茝、又名

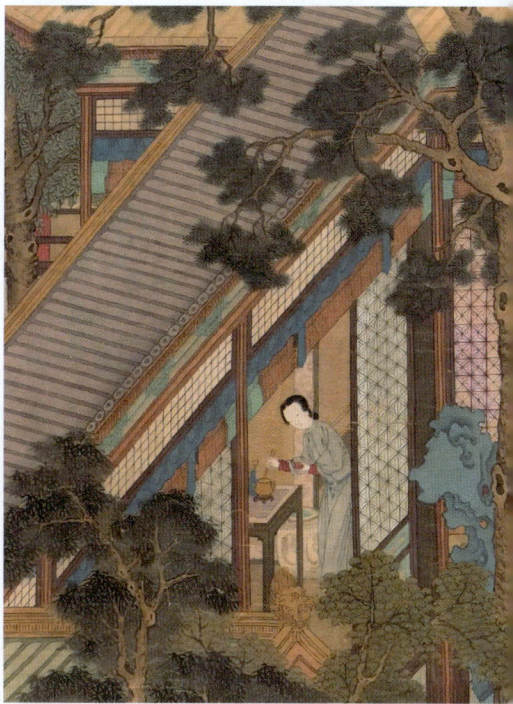

蒚、又名符离、一名泽芬。生下湿地，河东川谷尤胜，近道亦有之，道家以此香浴，去尸虫。'"白芷具有祛风止痒的功能，道家以其作为香浴材料，治疗皮肤炎、湿疹、痛及疖等症。白芷还有散寒止痛、除湿通窍、消肿排脓的功效，可改善人体微循环，促进皮肤的新陈代谢，消除色素在皮肤表面的过度堆积，去除面

（明）仇英《汉宫春晓图》（局部）

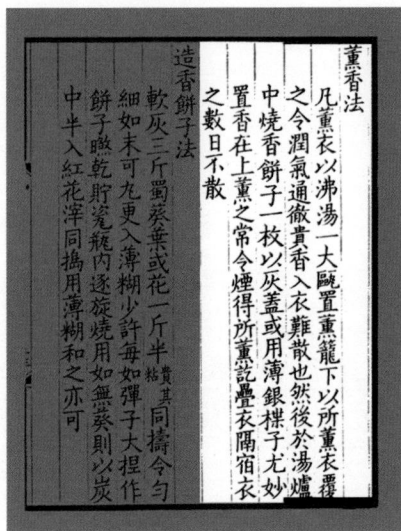

薰香法

凡薰衣以沸湯一大甌置薰籠下以所薰衣覆之令潤氣通徹賞香入衣難散也然後於湯爐中燒香餅子一枚以灰蓋或用薄銀楪子尤妙置香在上薰之常令煙得所薰訖疊衣隔宿衣之數日不散

造香餅子法

軟灰三斤蜀葵或花一斤半賛其同擣令勻細如末可丸更入薄糊少許每如彈子大捏作餅子曝乾貯瓷缾內逐旋燒用如無葵則以炭中半入紅花澤同擣用薄糊和之亦可

用香薰衣法（书影）

部色斑瘀痕，治疗皮肤疤痕以及疥癣等。为此，白芷被用作面脂，润泽皮肤。"千金面脂方"、慈禧太后的"玉容散"都是以白芷作为主药。香除了用于制作面脂外，还可以制成胭脂、香粉、香露和眉黛等。

用香薰衣、佩戴香囊更是古人美体的方式。用香薰衣既能烘干衣被，又能增香除菌。常用的方法有湿香方、干香方，湿香方是薰衣前先在香盘里倒入热水，这是为了"杀火气"，增加衣物的湿润度，然后把香炉放置于香盘当中，扣上熏笼，把待熏衣物覆盖在熏笼上，在汤炉中烧一枚香饼子，再用灰或薄银碟子把香饼子盖上，将衣服摊展在熏笼上慢慢熏烘，熏完后叠好衣物，隔夜再穿，香气可以数日不散。干香方就是把香料捣好制成干香，用绵或绢盛好放置在衣服中，靠香气熏染侵袭衣物。其中一方剂为：泽兰香、甘松香、麝香各二两，沉香、檀香各四两，苜蓿五两，零陵香六两，丁香六两，粗捣，绢袋盛，衣箱中贮之。

佩戴香囊的习惯早有记载，商周时期《礼记》"佩悦，茝兰"。茝即白芷，兰即泽兰。《礼记内则》曰："男女未冠笄者，鸡初鸣，咸盥漱，栉纵，拂髦总角，衿缨，皆佩容臭。"容臭即香囊。东汉时期华佗用丁香、百部等药物制成的香囊预防肺部疾病，其《中藏经》载有用袋子装安息香来预防治疗各种疾病。佩香还可以辟绝汗臭气，《本草纲目》中配方为："丁香一两为末，川椒六十粒和之，绢袋盛佩，绝无汗气。"香囊不仅可以戴于胸前、颈部、手臂、腰部，还可"红罗复斗帐，四角垂香囊"，在帐中、屋角悬挂。《备急千金要方》中记载虎头杀鬼丸：绛袋盛，系臂，男左女右，悬屋四角，晦望夜半，中庭烧一丸。

香还被用于沐浴，以去邪秽之气，杀菌，润肤。《太平御览》记载："《大戴礼·夏小正》曰：五月蓄兰为沐浴。"夏朝时江淮一带，每逢端午，便以艾叶、菖蒲入锅即煮，便成香汤，以之浴身，可祛病消灾，防虫蛊之患。两晋时贵族石虎造四时浴室，浴池中"池中皆以纱縠为囊，盛百杂香，渍于水中"。唐代孙思邈《备急千金要方》一书有"凡时行疫疠，常以……桃枝煮汤浴之"的记载。明代《普济方》中提及用桃枝叶、白芷、柏叶煎汤沐浴的"治时气瘴疫浴汤方"，并称其效果极良。清代医家刘奎称桃枝煎汤沐浴为通治疫病方，有祛邪辟秽解毒之功效。古人认为桃枝、桃叶可解盛毒，辟疫疠，常以桃枝、桃叶煎汤沐浴防疫。端午节又被称为"浴兰节"，人们会在当天用兰草、菖蒲、艾草等煎水洗澡。在秋季，菊花除了入食外，还可入香。如陆游用荔枝壳、兰、菊、柏实，制作山林四和香，其《焚香赋》曰：暴丹荔之衣，庄芳兰之茁。徙秋菊之英，拾古柏之实。纳之玉兔之臼，和以桧华之蜜。诗中把日常所见风物、制香方法一一道来。《陈氏香谱·卷二》记一谱："香橙皮、荔枝壳、樱桃核、梨滓、甘蔗渣等分为末，名小四和。"冬季寒冷，易感风寒邪气，宜选用辛温的香药祛风防寒，如胡椒、丁香、老姜等，以散寒气。

《陈氏香谱》记载兰香用于沐浴，既能治风病，又能美体的事例。宋代有一个"环肥燕瘦"的记载，说的是杨玉环和赵飞燕，他们都得到皇帝的宠爱，都喜欢用香料。《赵后外传》载："赵后浴五蕴七香汤，婕妤浴豆蔻汤，帝曰：'后不如婕体自香。'后乃燎百蕴香，婕妤傅露华百英粉。"赵飞燕染熏诸香，坐处余

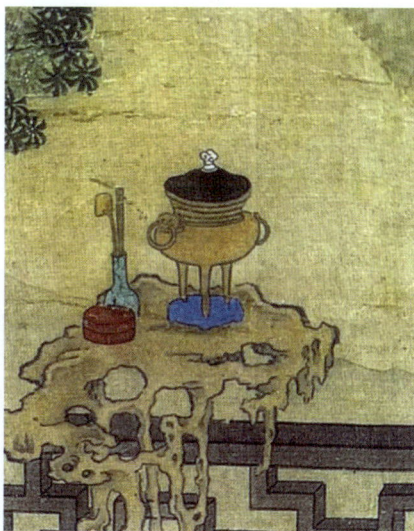

（明）仇英《汉宫春晓图》（局部）

香百日不散。宋太宗也喜欢香浴，他在《逍遥咏》中说："香汤沐浴更斋清，运动形躯四体轻。"

宋代有位词人叫李石，官至太学博士，其所作《临江仙·佳人》有云："烟柳疏疏人悄悄，画楼风外吹笙。倚栏闻唤小红声，熏香临欲睡，玉漏已三更。"词中提到主妇深夜睡前吩咐贴身侍女把被褥熏香，以备入眠。词中写了主人不是倚栏吹笙后立马就睡去，而是先要熏香，直至三更才就寝。

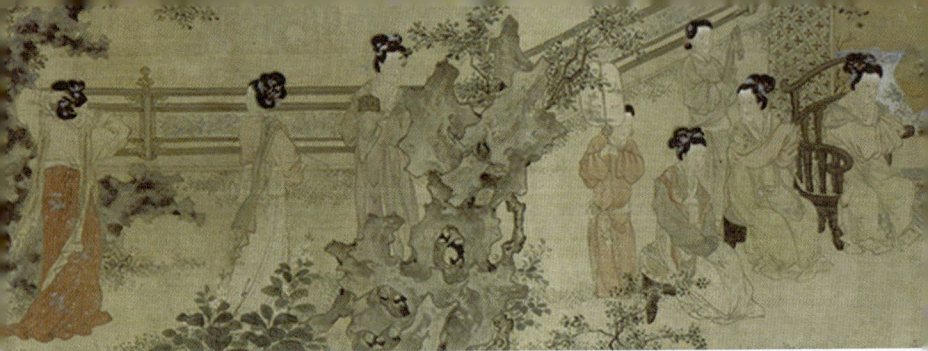

（明）杜堇《仕女图卷》（局部）

作为礼仪的要求，汉代大臣上朝前须熏香朝服，佩香进殿。后宫设有熏衣专用的曝衣楼，宫女通宵为皇室熏衣服被褥。古宫词云："西风太液月如钩，不住添香摺翠裘。烧尽两行红蜡烛，一宵人在曝衣楼。"

第三，香还是治病、强身的药物。《神农本草经》最早提出了香药的概念，把香料用于治病。《神农本草经》将365种药材分为上、中、下三等，上药用于养生，久服无害；中药须斟酌服用；下药则不可久服。在上药中，可以看到麝香、木香、柏实、榆皮、白蒿、甘草、兰草等中草药和动物香料。这些用于医疗之中的香料被称为"香药"。

根据记载，早在远古时代，先民就发现了香草植物能够影响人体身心健康，早在5000年前先民就已运用香料植物驱疫避秽；古巴比伦和亚述人在3500

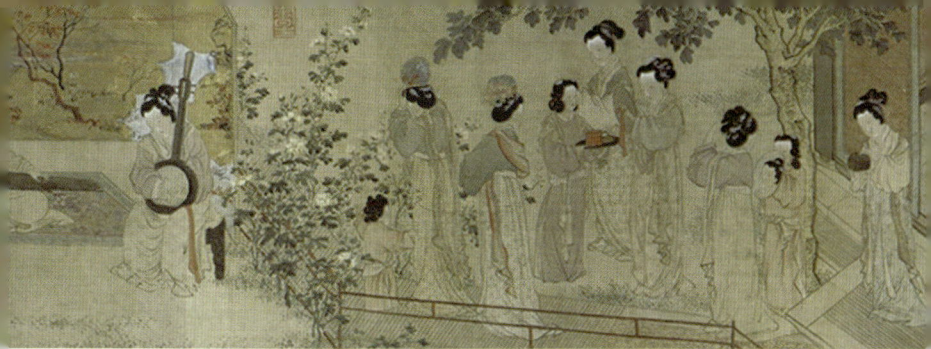

年前才懂得用熏香治疗疾病；古希腊和古罗马人也在中国之后才知道使用一些新鲜或干燥的芳香植物可以令人镇静、止痛或者使人精神兴奋。

中医认为香可以正气、化湿。古人焚香用于抑制霉菌，驱除秽气。中医认为，气味可以无孔不入，香气通过口、鼻、皮毛等孔窍进入人的体内，芳香化湿，活血行气，醒神开窍，可以影响五脏的功能，平衡气血，调和脏腑，祛病强身。中国古代先民在长期的社会实践中，发现了香药的作用，可用于预防瘟疫、消除瘴气、去毒杀虫以及治病保健。如用檀香给初生儿洗口，以除胎浊；用紫苏消除鱼类的腥味；用青蒿驱除瘴气；用艾叶、青蒲、樟脑消毒、杀虫等。在历代的中医典籍中，均有关于食黄精、饵白术养生的记载。中医药认为，有些香药具有滋阴、补气、健脾、补血的功效。

因此，古人把熏香疗法称为"气味疗法"，即把各种木本或草本类的植物作为芳香药物，利用燃烧发出的气味，防疫避邪、杀菌消毒、醒神益智、养生保健。由于所用原料药物四气五味的不同，制出的香便有品性各异的功能，或解毒杀虫，或润肺止咳，或防腐除霉，或健脾镇痛。特别是把中药掺入甘草，制成的合香气味不烈不燥，变得香甜柔润。

以纪念屈原为主旨的端午节更是把芳香疗法推广成"全民运动"。节日期间人们焚烧或熏燃艾、蒿、菖蒲等香料植物来驱疫避秽，饮服各种香草熬煮的"草药汤"和"药酒"以祛除体内积存的"毒素"。

我国著名古典长篇小说《水浒传》开篇第一回《张天师祈禳瘟疫　洪太尉误走妖魔》，描写了一段焚香驱疫故事。宋仁宗年间，有一年京师遭瘟疫，生灵涂炭，大臣进言请张天师作法消灾灭祸。皇帝在金殿上焚起御香，亲笔写了丹诏并赐御香一炷，委派洪太尉去办，结果放出了 108 个妖魔。这个故事，有点像神话传说，但说明宋代用焚香驱疫是一种常见的做法。

中国古代把香作为治病的重要手段，珍惜和倚重香方的运用。早在汉代，名医华佗就曾用丁香、百部等药物制成香囊，悬挂在居室内，用来预防肺结核病。

在北宋沈括的《梦溪笔谈》卷九中，曾记载苏合香丸可用来治病："此药本出禁中，祥符中尝赐近臣。"北宋真宗曾经把用苏合香丸炮制而成的苏合香酒赐给王文正太尉，因为此酒"极能调五脏，却腹中诸疾。每冒寒夙兴，则饮一杯"。宋真宗将苏合香丸分赐给近臣，使得苏合香丸盛行一时。

明朝李时珍在《本草纲目》中详细记载了各种香料在"芳香治疗"和"芳香养生"方面的应用，如"吹鼻"，皂荚末、细辛末、半夏末、梁上尘、葱茎插鼻耳；"线香"，大抵多用白芷、芎𬲻、独活、甘松、三奈、丁香、藿香、藁香、高良姜、角茴香、连乔、大黄、黄芩、柏木、兜娄、香木之类为末，以榆皮面作糊和剂，以唧筲竿成线香，成条如线，亦或盘成物象字形，用铁铜丝悬爇者，名龙挂香，纸卷作捻，点灯置桶中，以鼻吸烟，一日3次，3日止，治疗毒疮；"香汤"，用兰草煮水以浴，疗风，故又名香水兰……

此外，《本草纲目》中也谈到古代人们用熏香法防止瘟疫，这一做法同中世纪欧洲人的做法是一样的，说明古代东西方在"芳香疗法"和"芳香养生"方面是互相联系、互相借鉴、相互渗透的，例如香料枕头、烹调用香、食物保存、尸体防腐、香料驱虫、沐浴按摩等都有相似的地方。

《陈氏香谱》记载了许多香料在医疗、保健中的作用。《陈氏香谱·卷一》中讲"龙脑香"的作用有："主内外障眼，去三虫，疗五痔，明目、镇心、秘精。"历代道家将龙脑香归于"芳香开窍"类的药材，治目翳、风热上攻头目、中风牙闭、牙齿疼痛、内外痔疮。又讲"檀香"："主心腹病、霍乱、中恶鬼气、杀虫。"檀香在医药上用途很广，历代医家称檀香"辛、温；归脾、胃、心、肺经；行心温中，开胃止痛"。檀香木的饮片，可作为芳香健胃剂。檀香油具有清凉、收敛、强心、润肤的多重功效，可用来治疗胆汁病、膀胱炎、腹病、发热、呕吐等病症。又讲"木香"："主辟瘟疫、疗气劣、气不足，清毒，杀虫毒。"《汤液本草·木香》："《本经》云：主气劣气不足，补也。通壅气，导一切气，破也；安胎健脾胃，补也；除痃癖块，破也。"木香，既有"补"的功能，也有"破"的功能，是一味常用的中药。《陈氏香谱·卷四》中，记录了丁沉煎圆和木香饼子的配方。丁沉煎圆主要用于治疗心胸郁结。《陈氏香谱》还介绍了许多香料的药用价值，这里就不一一列举了。

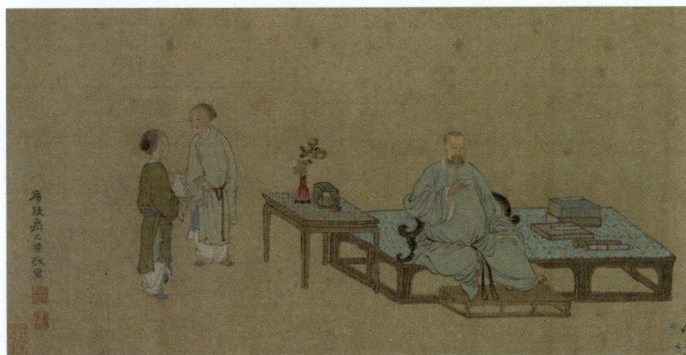

（清）禹之鼎《王原祁艺菊图》卷（局部）

在清宫医药档案中，慈禧、光绪御用的香发方、香皂方、香浴方等更是内容丰富。从中医药学的角度来说，香疗当属外治法中的"气味疗法"。各种木本或草本类的芳香药物，通过燃烧所产生的气味，可起到免疫避邪、杀菌消毒、醒神益智、润肺宁心等作用。

我国历史上有名的女性大都以香来养身、香身，如西施饮荷花和露珠汁，杨贵妃爱吃荔枝和香榧子，平阳公主爱用桃花香露煎乌鸡血饮用……清代更有香妃的传说。

《红楼梦》第七回中，宝钗使用的"冷香丸"即是对古代香疗的传奇描写，"冷香丸"配制考究而又复杂："要春天开的白牡丹花蕊十二两，夏天开的白荷花蕊十二两，秋天的白芙蓉蕊十二两，冬天的白梅花蕊十二两，将这四样花蕊，于次年春分这日晒干，和在末药一处，一齐研好；又要雨水这日的雨十二钱……还要白露这日的露水十二钱，霜降这日的霜十二钱，小雪这日的雪十二钱。把这四样水调匀，和了药，再加十二钱蜂蜜，十二钱白糖，丸了龙眼大的丸子，盛在旧磁坛内，埋在花根底下。若发了病时，拿出来吃一丸，用十二分黄柏，煎汤送下……叫作'冷香丸'。""冷香丸"是文学语言的一种描述，各种香料难找，制作的难度也较大，无非是强调用极阴冷的东西治疗体内"热毒"的难度。

《红楼梦》第九十七回中，当宝玉知道新娘不是黛玉时，昏厥倒地，众人"知宝玉旧病复发，也不讲明，只得满屋里点起安息香来，定住他的神魂，扶他睡下"。《陈氏香谱》引《酉阳杂俎》云："出波斯国，其树呼为辟邪树，长三丈许，皮色黄黑，叶有四角，经冬不调，二月有花，黄色，心微碧，不结实，刻皮，出胶如饴，名安息香。"《本草纲目》说安息香"辟恶，安息诸邪"，可治"卒然心痛"。故当宝玉昏迷不醒时，家人为他点安息香治疗。

我国古代学者归纳了香药的十一大功效：①气香入脾，悦

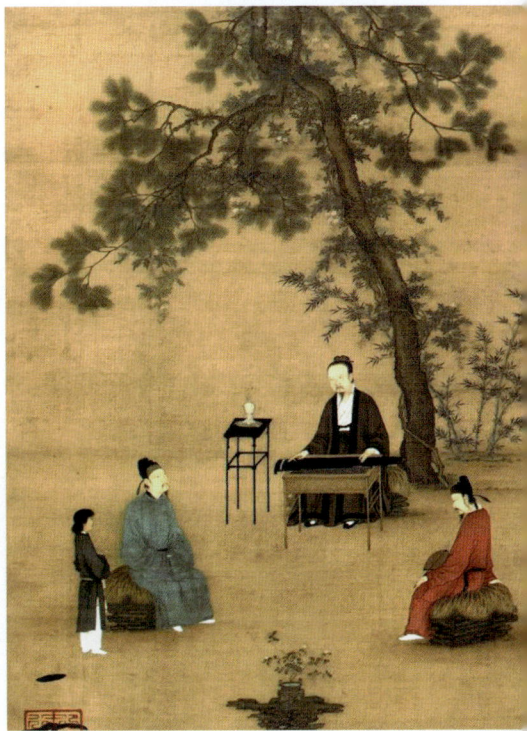

（宋）赵佶《听琴图》

脾、醒脾；②气香开胃，行胃气；③气香透心；④气香透骨、透腹；⑤气香入络，透络、清络；⑥气香利窍，宣窍、开窍；⑦芳香燥湿化浊、开郁；⑧芳香辟秽，逐秽、透邪；⑨气香主散，能散邪、泄气；⑩气香上行，增进饮食，开发胸肺之气而宽畅胸膈，能引清阳之气而止痛；⑪香能和五脏，温养脏腑，调和卫气，宣通气机。

古老芳香疗法可谓博大精深，数百种中药方剂都是用香料配合，沿用至今。今天，随着科技的发展，香疗已发展成为一种新兴的产业。

18 世纪末，天然香料及由天然香料制取的各种精油仍然被医界广泛使用着，进入 19 世纪后，由于化学的发展，动植物及微生物提取物和合成化学品的药效又强又快，芳香疗法在医学界的地位逐渐风光不再，偶尔有人提起或使用芳香疗法也被视为"落后""古怪"，登不上"大雅之堂"，等等。不可否认，芳香疗法同传统的中医中药一样，属于"慢性疗法"，不像西药那样"简便、快捷"，这就是人们在这一百多年的时间里不能正确对待它的原因之一。然而，西药也渐渐暴露出它的缺点来，化学药品和经提纯的天然物质进入人体以后，虽能快速治疗一些病症，但某种程度上破坏了人体内部各方面的平衡，如抗生素的滥用使人体自身的免疫力有所下降。因此，许多人对"芳香疗法"产生了浓厚的兴趣。

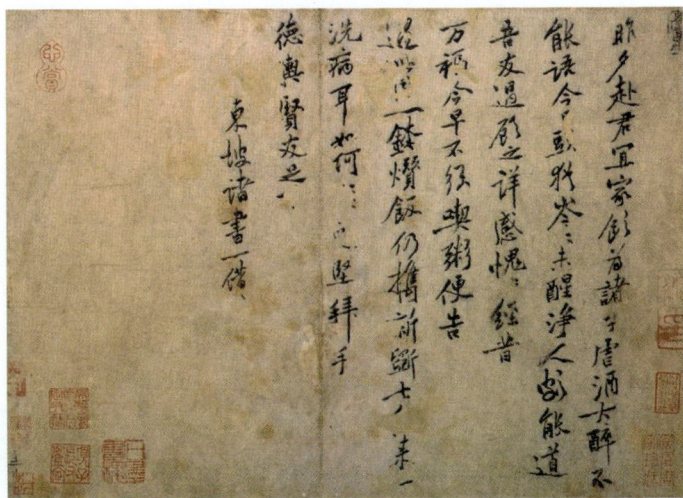

"香痴"黄庭坚行书

现代许多科学研究也指出，香味有利于人体健康，如耶鲁大学精神物理学研究中心的学者指出，香熏苹果的气味可以帮助焦虑的人降低血压，并避免惊慌；薰衣草则可以促进人体新陈代谢，使人提高警觉。辛辛那提大学相关测验则显示，空气中加入香气，可以提高工作效率。这些都使精油等芳香疗法变成流行的养生法。

今天，芳香疗法已被国内外广泛地运用于调节人的情绪和心理治疗中，特别运用于抑郁患者的康复和安宁疗护。芳香疗法是运用吸嗅闻香的方法，使香气通过嗅觉通道进入大脑的神经系统，调节和唤醒人的身体机能，从而达到镇静、放松、愉悦的功效。

二、养礼：以崇礼敬

香成为天、神、人之间的沟通媒介。在宗教信仰语境中，进香要达到的直接目的便是将人间的信息传达到天际神界。有专家认为：香火是神明灵力的显现。然而，徒有香火不成灵力，还需有人的动作与心灵能力的参与，才能使香火成为灵力。"香"在许多特定民间信仰活动中，既是信仰团体的代号，也是信仰目标的表征。比如各地庙会的朝拜组织常常叫"香会""香社"，庙会领袖常被称为"香头"，祭祀行为常被称为"进香",有时以占卜为目的的民间信仰活动也被叫作"看香"。"香"在中国民间信仰中常常被认为是能够传递人间诉求的媒介,也被认为是可得到祖先、神祇反馈的媒介。《陈氏香谱·卷一》对用香"敬天礼祖"也有记载:"《杜阳杂编》云:'穆宗尝于藏真岛前焚之,以崇礼敬。'"唐穆宗曾于藏真岛焚凤脑香,以表示对神灵的礼敬。

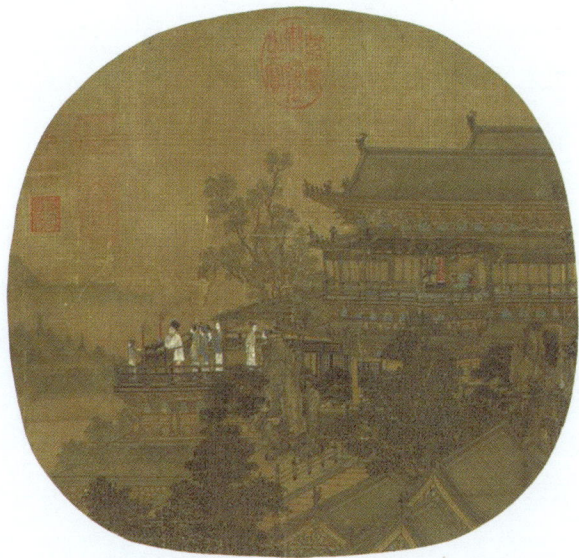

(宋)李嵩《焚香祝圣图》

《陈氏香谱·卷四》有对"焚香祝天"的记载："后唐明宗，每夕于宫中焚香祝天曰：'某为众所共推戴，愿早生圣人，为生民主。'"也有对"焚香礼神"的记载："《汉武故事》：'昆邪王杀休屠王来降，得其金人之神，置之甘泉宫。金人者，皆长丈余，其祭不用牛羊，唯烧香礼拜。'"《明刻历代列女传》中《孝慈马后》图，记录了一个焚香祝天的故事，说的是朱元璋起义尚未得天下之时的故事，朱元璋与马夫人两人焚香祝天，朱元璋说希望早日当上皇帝。马夫人规劝朱元璋说："现在群雄争霸，虽不知天命归谁，但以不杀人为本，要帮助百姓，这样人心所归，才是天命所在。"

宋代有一个传说，福建晋江有一名女子叫吕良子，她的父亲吕仲洙病危之际，她焚香祈天，愿意以身代父赴死，此时只见一群喜鹊绕屋飞鸣，吕良子的真心终于感动上天，换来了父亲的痊愈。

古人认为香点燃后会产生烟雾，烟雾就成了人与神、人与祖先联络的媒介——"借香烟之功，请神明下界"，寄托一种精神愿望。历代的王朝贵族，都有焚香祭祀、拜天祭神的传统，他们借此祈望风调雨顺、国泰民安。普通百姓也常常点香拜神敬佛，盼望神佛会给他们带来好运。大旱之年，焚香祭天求雨；丰收之年，焚香答谢神明；出门前，焚香求平安、好运；开业时，焚香求发财；出海前，焚香保平安；大厦奠基时，焚香求吉利。可见焚香已成为人们渴望实现吉祥、平安、发财等愿望的精神寄托，也是人们表明心迹的一种方式。

自古以来，人们生儿育女、延续香火的做法，已成为一种信念；人死后，后人会燃上三炷香悼念，既表达思念之情，又表达天、地、人的沟通。清明节扫墓更是中华民族的优良传统，不但出门在外的人们要回家祭奠，有的侨胞、港澳台同胞更是不远千里返乡祭祖，给祖先点上三炷香，以表明自己不忘祖德祖训的心声。

用香，表面上看带有很强的功利性，但这一过程体现了中国的礼制、礼仪文化，故用香其实是"养礼"。人们在用香祭拜的过程中，首先是带着诚心和敬意的，不知不觉中也就培养了自身的礼仪意识，构建道德秩序。人们在用香时，用礼制、礼仪去恭敬天地君亲师，让香烟传递人们对天地君亲师的祷告。东晋方士王嘉曾写道，黄帝"诏使百辟群臣受德教者，先列珪玉于兰蒲席上，燃沉榆之香"（东晋王嘉《拾遗记·卷一》）。这些香文化活动所养之礼，就是古人所要达到的规范秩序的主要目的。唐代贞观之初，"每仗下议政事"，"若仗在紫宸内阁，则夹香案分立殿下"（宋代欧阳修等《新唐书·百官志》）。显然，焚香在神圣庄严的中国古代朝廷政治生活中有着重要的象征意义，即焚香标志着君王秉受神谕，意味着贯穿天人之际的通达智慧和尊贵。

荀子认为香不但为个人提供了享受，而且培育了社会的礼制。《荀子·礼论》："礼起于何也？……使欲必不穷于物，物必不屈于欲。两者相持而长，是礼之所起也。故礼者，养也。刍豢稻粱，五味调香，所以养口也；椒兰芬苾，所以养鼻也……故礼者，养也。"他在这里问，礼的兴起是因为什么？他回答：礼就是用来满足人们欲望的。鱼肉五谷，美味佳肴，是用来满足人的嘴巴的需求的；各种香味，是用来满足人的鼻子的需求的。所以，礼是用来满足人的欲望的。他又说："君子既得其养，又好其别。曷谓别？曰：贵贱有等，长幼有差，贫富轻重皆有称者也。""孰知夫恭敬辞让之所以养安也。孰知夫礼义文理之所以养情也。"他说，君子既得到了养欲之道，同时也强调其中的区别。是什么区别呢？答：就是贵贱有等级、长幼有差别、贫富尊卑都有其相称者。谁会知道恭敬辞让也是为了让人达到安定无争夺！谁会知道礼义、仪式也是为了培养人高尚的情操！用香不但"养鼻"，同时也养礼，培养恭敬辞让的道德，养成注重礼仪的情操。

敬天礼祖的中华传统香文化，其礼教机制就是通过香席仪礼，通过一招一式的解读，从头、手、身的行为到心脑的思考，引导人们的思想和行为规范，警醒人们常怀感恩之心、敬畏之心、慈悲之心，把"礼义廉耻"作为人的日常言行的观照，让人们拥有一个共同遵守的道德标准和秩序。

三、养德：明德惟馨

《尚书》云："至治馨香，感于神明。黍稷非馨，明德惟馨。"《尚书》最早把用香与养德联系在一起。《陈氏香谱》也主张用香养德。《陈氏香谱·卷一》引用了几处经典的论述，如《尚书·酒诰》："弗惟德

馨香祀。"《国语》："其德足以昭其馨香。"《楚辞》
最早以香喻贤、德、善、忠等美好品质，如：

"山中人兮芳杜若，饮石泉兮荫松柏"（《九歌·
山鬼》），意思是说，山中人就像杜若般芳洁，口饮石
泉头顶松柏。

"揽大薄之芳茝兮，搴长洲之宿莽"（《九章·思美
人》），意思是说，我采摘丛草中的芳芷，我拔取长洲
上的卷施。

"芳与泽其杂糅兮，羌芳华自中出"（《九章·思美
人》），意思是说，芳香与污秽混杂在一起，芳香终会
卓然显现。

"荪壁兮紫坛，播芳椒兮成堂"（《九歌·湘夫
人》），意思是说，用香荪抹墙，用紫贝饰庭，播撒芳
椒涂饰厅堂。

"合百草兮实庭，建芳馨兮庑门"（《九歌·湘夫
人》），意思是说，汇集百草种满整个庭院，让门廊堂
庑香气弥漫。

"播江离与滋菊兮，愿春日以为糗芳"（《九章·
惜诵》），意思是说，播种江离培栽菊花，愿开春为平
日添香。

《楚辞》常以"芳"缀词连句，以传达诗歌作者及所颂之人的秉性馨雅高洁，用芳香花草比喻贤明、忠心、善良。

　　宋代著名文学家黄庭坚，是我国历史上第一大"香痴"，他曾概括了"香之十德"，称赞香的品格为："感格鬼神，清净身心，能拂污秽，能觉睡眠，静中成友，尘里偷闲，多而不厌，寡而为足，久藏不朽，常用无碍。"

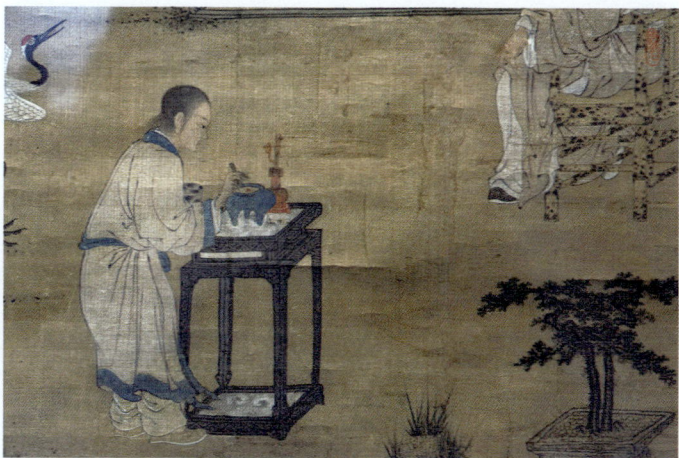

（明）佚名《焚香弹琴图》（局部）

明代王十朋写了"十八香词"，把香比喻为君子或大丈夫，可以说是把君子比德于香，词曰："异香牡丹称国士、温香芍药称治士、国香兰称芳士、天香桂称名士、暗香梅称高士、冷香菊称傲士、韵香荼蘼称逸士、妙香蔷卜称开士、雪香梨称爽士、细香竹称旷士、嘉香海棠称俊士、清香莲称洁士、梵香茉莉称贞士、和香含笑称粲士、奇香腊梅称异士、寒香水仙称奇士、柔香丁香称佳士、阐香瑞香称胜士。"他把香人格化，把"香"作为修身养性、陶冶情操的途径。古人把梅、兰、菊、竹比喻为"四君子"，这是与其香味分不开的。那么，"香"是如何养德的呢？概括起来有如下几个方面：

一是"和合"。"和合"是中国文化的核心之一，也是香德的至高境界。其基本要求是天地人和。具体来说，是要做到香品、香器、香境的协调。《陈氏香谱》主要讲合香的方法。"香方"与"药方"一样，都讲究"君臣佐使"，香料相互之间合理搭配，能够增强"香"的力量。"香"的"和合之德"，首先在于香料恰当的比例和调和。合香之法贵在使众香成为一体。《陈氏香谱·卷一》中说："麝滋而散，挠之使匀；沉实而腴，碎之使和；檀坚而燥，揉之使腻。比其性，等其物，而高下之。如医者之用药，使气味各不相掩。"意思是说调合香之法重在使众香合为一体，以激发其各自的特性，形成香的持久浓度和力量。麝香滋润而分散，搅拌使之均匀；沉香坚实而浓郁，捣碎使之香和；檀香坚硬而性燥，揉搓使之细腻。比较它们的性能，判断它们的优劣，如医生用药，使香气各不相遮盖。

据说"百和香"为汉武帝首创，绵延数千年。杜甫有诗云："雷声忽送千峰雨，花气浑如百和香。"白居易也有诗云："春芽细炷千灯焰，夏蕊浓焚百和香。""百和香"的核心要素在于"和合"。《陈氏香谱》引用《天香传》的话说："千万种和香，若香、若丸、若末、若涂以香花、香果、香树天合和之香。"香的品种有千万种，其形状是多种多样的，其熏烧方式也多种多样，不管是花香、果香、树香，都是大自然的恩赐，都是天地人"和合之香"。合香主要的香料是"雀头香"，《陈氏香谱·卷一》："《本草》云：'即香附子也。所在有之，叶茎都是三棱，根若附子，周匝多毛。交州者最胜，大如枣核，近道者如杏仁许。荆襄人谓之莎草，根大，能下气，除脑、腹中热，合和香用之尤佳。'"雀头香也叫香附子，与中药的甘草一样，最适合做香料的配料。香附子被医家称为"气病之总司，女科之主帅"。在《本草纲目》中，用香附子作为配方的中药有 13 种之多，可以治几十种病，如与当归、熟地配合则补气，与木香配合则流滞和中，与檀香配合则理气醒脾，与沉香配合则升降诸气，与苍术配合则总解诸郁，与栀子、黄连配合则能降火热，与茯神配合则能济心肾，与茴香配合则化湿归气，与厚朴、半夏配合则决壅消胀，与紫苏配合则解散郁气，等等。

用降真香与蔷薇水相调配，是古人做合香的方法之一。降真香属于木香，蔷薇水属于花香，两种香型合香调相互配合，先挥发出蔷薇的花香，然后挥发出降真的木香，味道延绵不绝。这也是现代调配制作香水的雏形。《陈氏香谱》介绍了许多香方，大部分是合香，单一的香有其独特的味道，但从功效来说"合香"更为显著。《红楼梦》第五回中就对"合香"有一段描述，书中写到宝玉先后闻到两种香味：一种是刚进秦可卿卧房，"便有一股细细的甜香"，宝玉此时便觉眼睛像被蜜糖粘住一样，睁不开眼，身上也酥软了，连说："好香。"这是人间的异香。在宝玉梦游仙境，警幻仙姑带他参观时，宝玉又"闻一缕幽香，不知所闻何物"。此时警幻仙姑表现出一种高傲的神态，冷笑一声说："此香乃尘世所无，……系诸名山胜境初生异卉之精，合各种宝林珠树之油所制，名群芳髓。"这一"神仙"炮制的香其实就是"合香"。合香之法，不外乎调和众香，以激发其特质。

二是"宁神"。清晨或傍晚焚一炉香，看着袅袅的白烟在升腾、发散，闻着扑鼻而来的清香，沁人心脾，内心处于宁静的状态。佛家曾有四句偈曰："鼻观妙悟，心静神闲。炉烟匪是，香光庄严。"焚香虽然只是鼻观之事，然而通神明，和五脏，最能静人心神。

三是"正气"。善养浩然之正气，是古代士大夫的气质、风骨和气节。香所传递的香气是温和的，不冷、不热，具有化湿、醒脑、开窍、辟邪、正气的功能。清代董说《非烟香法·香医》："肺气通于天，鼻为司香之官，而肺之门户也。故神仙服气，呼吸为先，清浊疾徐，咸有制度。"又云："故养生不可无香，香之为用，调其外气，适其缓急、补阙而拾遗，截长而佐短。"

明代毛晋《香国·卷下》："沉香禀阳气以生，兼得雨露之精气而结，故其气芬芳。"《神农本草经疏》云："凡邪恶气之中人，必从口鼻而入。口鼻为阳明之窍，阳明虚，则恶气易入。得芬芳清阳之气，则恶气除而脾胃安矣。"香，可以化解脾胃的湿气、邪气，人用芬芳的升阳之气可以根除邪气、恶气。

《陈氏香谱》对于用香养正气，列举的香品很多，大多以《神农本草经》为依据。如在"沉水香"中说沉香"疗风水毒肿，去恶气"；在"檀香"中说白檀"驱瘟避疫"；在"降真香"中说"小儿佩之能辟邪气"；在"安息香"中说"主心腹恶气"；在"苏合香"中说"主辟邪、疟瘤、鬼疰"；在"鸡舌香"中说"主心痛恶疮，疗风毒，去恶气"；在"木密香"中说"主辟恶，去邪鬼疰"；等等。香与臭相对立，在有霉味、臭味的地方能够消除异味，香比德于人，就是一种浩然正气，沉稳、正直、坦荡。

四是"清逸"。好的香，其味清，其形逸。文人雅士之所以爱香，是因为香之清逸。清逸的香，沁人肺腑，浓浊之香则使人呼吸不爽。为此，人们对清逸之香格外偏爱。孔子把兰草之德比喻为君子，认为兰草有清幽之香，他周游列国时，途经山谷，闻得空谷传来幽香，感叹道："且芝兰生于深林，不以无人而不芳；君子修道立德，不谓穷困而改节。"（《孔子家语·在厄》）赞美君子身虽困顿，而贞志不移。他还说："与善人居，如入芝兰之室，久而不闻其香，即与之化矣。与不善人居，如入鲍鱼之肆，久而不闻其臭，亦与之化矣。"（《孔子家语·六本》）他用兰花之香赞美善的美德和教化之功。

我们熟悉的《红楼梦》，最为推崇幽香，不浓烈，又有韵味，具有一种含蓄、内敛、内秀之美。第十九回《情切切良宵花解语 意绵绵静日玉生香》中写到，宝玉到黛玉房中说话，忽然间闻到黛玉衣服上有一股幽香，便问戴的是什么香，黛玉说："连我也不知道。想必是柜子里的香气，衣服上熏染的也未可知。"宝玉却说："未必。这香的气味奇怪，不是那些香饼子、香毬子、香袋子的香。"又惹得黛玉酸酸地说道:"难道我也有什么'罗汉''真人'给我些香不成?便是得了奇香,也没有亲哥哥亲兄弟弄了花儿、朵儿、霜儿、雪儿替我炮制,我有的是那些俗香罢了。"林黛玉身上散发出很清淡的香,似有似无,但是非常动人,"令人醉魂酥骨"。

幽香从何而来呢?一者潇湘馆里虽有千百竿翠竹遮映,而竹子的气味并不明显;冬寒十月,梨树、芭蕉也未开花,所以这不是花草之香。二者林黛玉身上并没有戴什么香,所以也不是脂粉香囊的气味。三者贾宝玉说了,这也不是衣柜里用来熏衣服的"香饼子、香毬子、香袋子的香"。

那到底是什么香呢?贾宝玉不明白,"便拉了袖子笼在面上,闻个不住"。"笼在面上",不就很清楚了,这香并不是来自衣裳,而是来自袖笼之内。这一幽香,其实是少女的体香。无须焚香熏染,亦不必借助花草,林黛玉本就是香花美草"绛珠仙草"降世,天然一种淡雅清幽之体香,超逸出尘,恰如其人。

唐代诗人杨炯所作《幽兰赋》,对兰花文雅的身姿、纯洁的品德、清幽的意志加以赞美。他说:"惟幽兰之芳草,禀天地之纯精,抱青紫之奇色,挺龙虎之嘉名。不起林而独秀，必固本而丛生。尔乃丰茸十步，绵连九畹，茎受露而将低，香从风而自远。"

"歌曰：幽兰生矣，于彼朝阳。含雨露之津润，吸日月之休光。美人愁思兮，采芙蓉于南浦；公子忘忧兮，树萱草于北堂。虽处幽林与穷谷，不以无人而不芳。"

兰花最吸引人之处是幽香，香气是兰花之精髓，为兰花所独有。以一幽字称兰之香，可谓恰到好处，入木三分。兰花的香是"清"香，清相对于"浊"而言，随着微风送爽，入人心腑；兰花的香非阵香，而是长如游丝飘空，源源不断；兰花的香亦非淡香，而是馥如甘醇扑鼻，徐徐袭人。由于兰香有这样的特点，所以兰花有"香祖""天下第一香"等美称。兰花气味清新、淡雅柔和，正所谓"坐久不知香在室，推窗时有蝶飞来"。兰花由于香气淡雅而有韵味，被古人称为"王者之香"或"国香"。黄庭坚更誉兰香为国香，他在《书幽芳亭记》中说："士之才德盖一国，则曰国士，女之色盖一国，则曰国色；兰之香盖一国，则曰国香。""国香"是对兰香的最高称誉。

除了兰花，梅花以它冰肌玉骨、凌寒留香的风韵被人们喻为高洁守道的正人君子和不畏严寒的雄杰。梅花的香同样也是清幽的。有诗云："梅花香自苦寒来。"又曰："梅须逊雪三分白，雪却输梅一段香。"赏梅、品香隐喻着对傲骨、清正精神的向往和崇敬。为此，古人把"梅、兰、菊、竹"比喻为"四君子"，赞美它们高洁、清幽、淡雅等气节。

五是"开智慧"。开启人的智慧，是香德的一个重要层次。古人闻香追求的目标之一是启智，他们认为静能生慧，一个人只有心不浮躁，处于平静、平和、安宁的状态，才能产生智慧。"戒、定、慧"是佛学的修行法门，也是必经的历

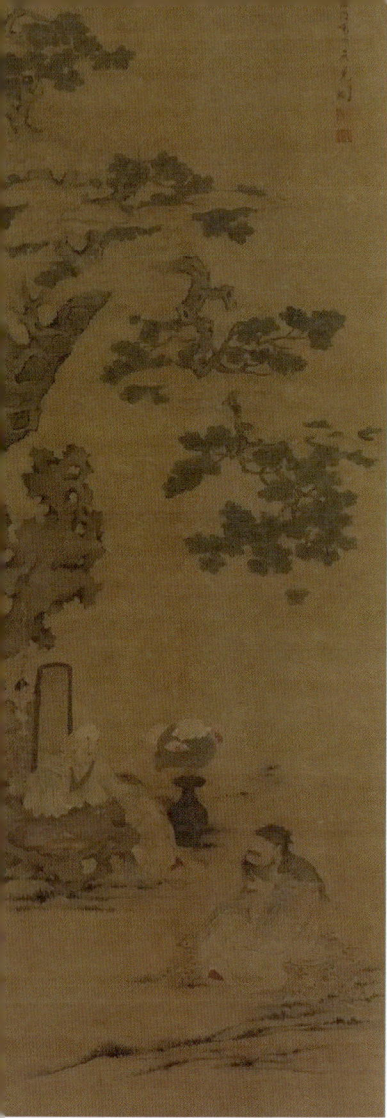

（明）陈洪绶《桐下授教图》

程，三者是融为一体的。不过，"戒"和"定"要达到的目标是"慧"。《六祖坛经·忏悔》中，六祖慧能以香来比喻戒、定、慧、解脱及解脱知见等五分法身。其中讲到慧香是常以智慧观照自性，不造诸恶，奉行众善，自在不执着。《陈氏香谱·卷二》记录了与"香圣"黄庭坚有关的八种药方。其中之一叫作"闻思香"。例如，其一："玄参、荔枝、松子仁、檀香、香附子各二钱，甘草、丁香各一钱。同为末，查子汁和剂，窖藜如常法。"其二："紫檀半两，甘松半两，橙皮一两，苦楝花一两，楔查核一两，紫荔枝一两，龙脑少许。右为末，炼蜜和剂，窖月余藜之。"

"闻思香"是苏轼在与黄庭坚唱和的诗句中说出的，"不是闻思所及，且令鼻观先参"。"闻思修"是佛学修行的三个步骤：由闻而思，由思而修，由修而证，由"闻慧"到"思慧""修慧"，断尽烦恼，证得道果。香在开启人的智慧上，作用是使人心静、心安。由于专注力、洞察力、想象力的提升，一个人潜在的智能被挖掘出来，从而使知识经过整合、提炼而变成了智慧。

四、养心：安神得道

品香从观、闻上升到品，这个品的最高境界就是"心觉"。即用心去体悟香之形、之味、之道。焚香，让人们在现代喧闹的都市生活中，得到心灵的安静，得到身心深层调节。在一炉熏香中，不知不觉地提神醒脑，消除疲劳，浮躁的心也会变得踏实。

香的寒、热、温、凉和辛、甘、酸、苦、咸等"四气五味"所表达出的不同气味会让人感受到喜、怒、哀、乐、悲、恐、惊等不同的情绪，因此，香的"养心"就是把香本身的味道加以提炼，特别是经过人为的二次加工，类似于中医理论的君臣佐使的配伍，使每一款香表现出不同的味道来，以寄托不同的情思，这就是一种以香为媒的交流，体现了香的味道、韵味和意义。宋、明文人士大夫把围炉品香以及以香为媒介进行的心意互动，发展为一种高级的精神享受活动，这是对香道的高级认识。

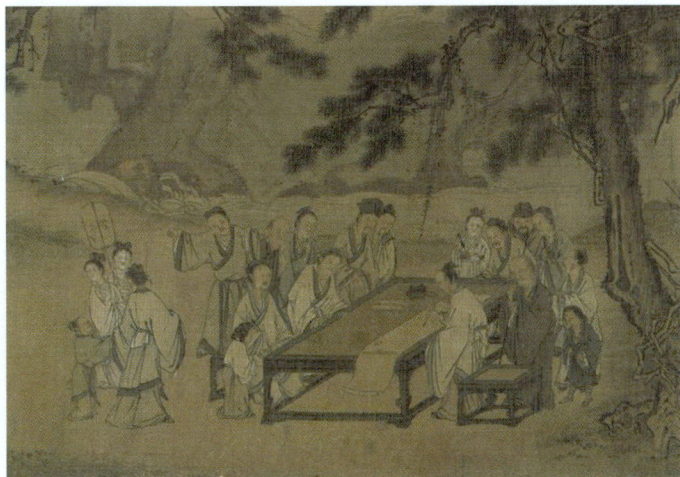

（宋）马远《西园雅集图》

《陈氏香谱》介绍了沉香、檀香等具有养神安心功效的香，如檀香，其味辛、温；归脾、胃、心、肺经。中医学史上"金元四大家"之一的李杲说："檀香能调气而清香，引芳香之物上行至极高之分。"香品中诸多草本复配，可以让整体的韵味激发出一种甘甜清冽的香气，使香气愈加别致、清心悦神。香气带给人的愉悦感是语言文字所难以表达的，这些香气纯净明澈，甘甜味令人舒缓愉悦，令人闻之身心轻安。

香，看似虚无缥缈，实则深入灵魂。它启迪我们在沉静中思考人生。岁月飘香，给予我们的不仅是风尘暗、朱颜改，也是阅历增长与思想成熟，更是领悟与启发。而我们收获的，是从奔放到静雅的心思，是从壮怀激烈到云淡风轻的情怀，是从贫瘠到丰厚的心灵素养。在品香中与生命相视一笑，只觉天地澄澈，海阔天空，美不胜收。

英国作家吉卜林曾说："人的嗅觉比视觉、听觉更能挑动人们细腻的心。"香虽是一种嗅觉文化，但它的深度及美学是超越国界的，它是一种心灵共通的语言，也是我们身边最容易感受到但需要仔细体味的文化。清新明快、若有若无的香味，无论在家居、书房、办公室，还是茶座、酒吧，都无形中愉悦了人们的身心，净化了人们的心灵，淡化了人们的烦恼，消除了人们的疲劳，这就是香道的养心之功。

第四讲

香品：澄怀观道

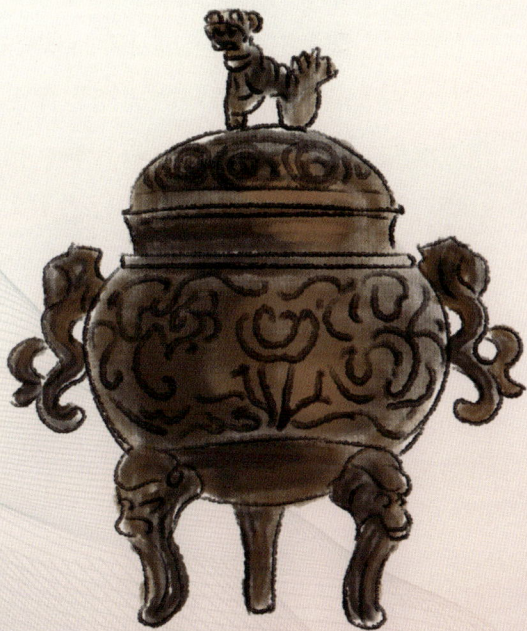

香，为人所用。香道，一个重要的方面是鉴香、品香。品，一方面是对香的品级、品位的鉴别，另一方面是指在用香中品味香的味道、品性、情趣和境界。香品与品香两者有着内在的联系。香主要有四大主香，即"沉檀龙麝"，各种香料众多，如作详细的介绍，可以写一本书，另外，这些都属于技法的问题，故在此仅略作介绍。下文侧重讲对香的品鉴和品味。

古人品香讲究香料的选择与合香之法，广罗香方，力求做到"三精"，即精心合香，精美香器，精巧熏烧。"得之于药，制之于法，行之于文，诚之于心。"南宋沈作喆在其《寓简》中讲了品香的境界，他说：

每闭阁焚香，静对古人，凝神著书，澄怀观道。或引接名胜，剧谈妙理；或觞咏自娱，一斗径醉；或储思静睡，心与天游。当是之时，须谢遗万虑，勿令相干，虽明日有大荣大辱、大祸大福，皆当置之一处，无令一眼睫许坏人佳思。习熟既久，静胜益常，群动自寂，便是神仙以上人也。一世穷通付之有命，万缘成败处以无心。

　　这段话深刻地揭示了焚香静坐、澄思洁虑的妙处，即可以助人超凡脱俗，达到荣辱、福祸皆忘的境界，进入无心、无我、无欲的境界。《陈氏香谱》录有朱熹的诗《香界》："幽兴年来莫与同，滋兰聊欲泛风光。真成佛国香云界，不数淮山桂树丛。花气无边熏欲醉，灵氛一点静还通。何须楚客纫秋佩，坐卧经行住此中。"从品香的过程看，一般是品形、品味、品气、品性，即经历观形、闻香、得气、修心这四个阶段，并把"四者"形成"一体化"的过程，而修心是品香的归宿点。

一、鉴别

　　香，禀土气而生，是从人们日常所食用的米谷果蔬、鲜花草药等散发出来的，闻之使人愉悦舒适的气味。天然香料大致可分为植物类、动物类、矿物质类。其中植物类可分为草本植物类和木本植物类，植物类香料是由芳香植物的花、枝、叶、干、茎、根、皮、果实等部分或由它的分泌物而制得。由下图大致可以窥见香料的全貌。

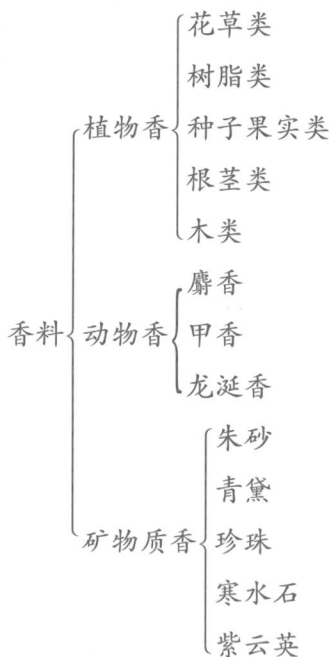

```
                    ┌ 花草类
                    │ 树脂类
             植物香 ─┤ 种子果实类
                    │ 根茎类
                    └ 木类
                    ┌ 麝香
香料 ────────  动物香 ─┤ 甲香
                    └ 龙涎香
                    ┌ 朱砂
                    │ 青黛
             矿物质香 ─┤ 珍珠
                    │ 寒水石
                    └ 紫云英
```

香料种类

香在使用之初，品类稀少，采制也粗劣。后来随着品类的增加，便有了优劣之分。《陈氏香谱》序曰："《楚辞》所录名物渐多，犹未取于遏奋也。汉唐以来，言香者必取南海之产，故不可无谱。"汉代以前，人们所能使用的香料有限，取材范围也仅限于几种含有香味的植物。后来随着用香的发展，人们开始追求香料的品质，至唐代以南海所产者为胜，以后随着海陆丝绸之路的开通，国外的香料也进入中国，香的品类大为增加。

从香的性质看，可分为天然香和合成香。天然香主要来自植物，分别是"根香""枝香"和"花香"。天然香又分为"单品香"和"合香"，古人认为单一的香料有局限，如"檀香单焚，裸烧易气浮上造，久之使神不能安"，故研制了配伍合香。从香的产地看，可以分为国产香和进口香。从香品的外形特征看，又可分为香材、线香、盘香、塔香、香风、香篆、香膏、香汤、香囊、香枕等。

从香的"玩法"看，大致有三种基本方法：

一是燃香。烧闻一般是使用线香、香材或香篆，直接点燃，使其散发香气。魏晋南北朝以来，焚香常要借助炭火助燃香品，唐代亦然。《梦粱录》云："烧香点茶，挂画插花，四般闲事，不宜累家。"这种方式的出香虽然只有一种味道，但是人们可以通过距离的不同，感受到浓淡变化，这种方式适用于大的空间范围。

二是熏香。高濂认为"隔火熏香"是最佳的品香方法。烧香是为了取味，不是取烟。香烟若猛烈，香味很快便会消散，香一会儿也就熄了。取味要使香味悠远，经久不散，就必须用"隔火熏香"的方法：先将特制的小块炭烧透，放入香炉中，然后用细香灰填埋。在香灰中戳些孔，再放上瓷片、银叶或云母片制成的"隔火"物料盛香，慢慢地"熏"烤，可以消除烟气，使香气散发更为舒缓。他认为将破砂锅底磨成片，用于焚香时隔火最妙。如今，科技的进步为熏香带来了便利，现在通常用电熏炉或炭炉，通过温度将香材的香味逼出来。这是唯一一种能让人感受到香韵味道变化的方式，而且它还不产生烟气，近闻舒适怡然。这种品香方式，关键在于选择适宜的香品和控制好温度。一般来说，低油脂类香粉，电子香炉的温度要高一些，可控制在170℃左右；高油脂类香粉则要从 90℃ 开始慢慢加热，最高温最好不要超过140℃。

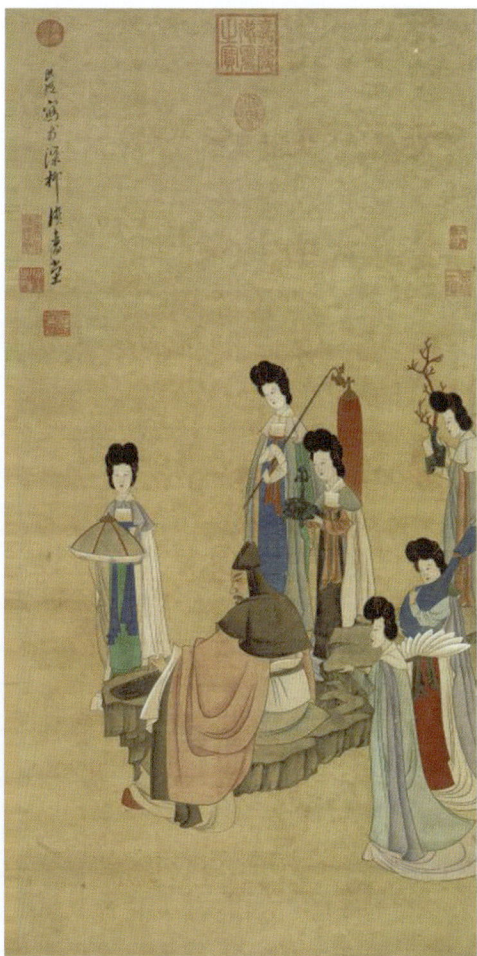

（明）陈洪绶《抚琴图》

三是生闻。这是最直接获得香气的方法。生闻跟熏香相似，都是直接品闻香材纯味。生闻无须任何辅助工具，如将沉香手串、挂件等直接佩戴于身，通过人体的温度与湿度，使沉香散发香气，不过气味散发得不大。

《陈氏香谱》对如何鉴别香料的优劣作了论述。"沉香"被称为"香中之王"，因此这里主要以"沉香"为例。《陈氏香谱·卷一》引《唐本草》："与青桂、鸡骨、栈香同是一树，叶似橘，经冬不凋，夏生花，白而圆细，秋结实，如槟榔，其色紫，似葚而味辛。"这里介绍了沉香树的植物特征，沉香与青桂香、鸡骨香、栈香同是一树。叶似橘叶，寒冬不凋谢，夏天开圆细的白花，秋天结像槟榔一样的果实，色紫似桑葚，味辛。

在世界上所有香料当中，沉香最为神奇，为众香之首，集天地气味于一体，散食色欲为一方，被称为植物中的钻石。从质量来说，沉香从古至今都是第一位的。沉香是一种混合了树胶、树脂、挥发油、木材等多种成分的固体凝聚物，体积不同，形状各异。沉香以瑞香科的树种白木香为基础，白木香为常绿乔木，原产于东南亚，因成材后树心部分坚硬沉重，富含棕黑色的树脂，树脂投入水中即沉，故名沉香。在树木有了创口，甚至是树木死了之后，在树的表皮、枝干或根部，在伤口周边或在枝干内心源源不断地分泌出树脂，形成真菌聚落，时间一长，丰富的树脂衍化成沉香。故有这样的说法："有伤疤有树瘤就有香""枝枯叶黄就有香"。沉香是必须经过一番磨难才能结香的。现代的沉香，往往是人为用机械在树中打洞，在树心中结香而获得，这是一种使沉香加速生长的办法，形成的沉香香味没有自然形成的浓郁。沉香主要分布于中国海南、广东、云南、广西，及越南、柬埔寨、老挝、印度尼西亚、缅甸、马来西亚、文莱、巴布亚等地。天然沉香已极为稀少、珍贵，属香道文化中香之上品。

沉香的种类，按比重可以分为沉水和不沉水两种，沉水的通称水沉（香）。之所以沉水，是因为所含油脂（香脂）较高，比重较大。水沉香价格也较不沉水者高出很多。明代《本草纲目》则按沉水的程度，将之分为三类，"能沉水者名沉香，亦曰水沉；半沉者为栈香；不沉者为黄熟香"。

《陈氏香谱》引《谈苑》云："一树出香三等，曰沉，曰栈，曰黄熟。"置水中则沉，故名沉香；浮在水中者，名栈香。"生结香者，栈香未成沉者有之，黄熟未成栈者有之。"香品以沉香为上，随后依次降低。生结香为未完全成熟之香，品质自然就要降一等。

《陈氏香谱·卷四》云："生结者，取不俟其成，非自然者也。生结沉香，品与栈香等。生结栈香，品与黄熟等。生结黄熟，品之下也。色泽浮虚，而肌质散缓，燃之辛烈，少和气，久则渎败，速用之即佳。不同栈、沉成香则永无朽腐矣。"

由此可见，香品的优劣主要体现在色泽、质地、点燃时的气味和所能保存的时间等方面，不同等级之间有着迥异的区别。究其原因，固然与产地的不同有关，但采制时节也是影响香品的一个重要因素。

沉香、栈香品质优良，得来也颇为不易，据《天香传》记载，"余杭市香之家，有万斤黄熟者，得真栈百斤，则为稀矣；百斤真栈，得上等沉香数十斤，亦为难矣"。所产沉香、栈香通过贸易销往他处及海外诸国，如"占城所产栈、沉至多，彼方贸迁，或入番禺，或入大食。大食贵重沉栈香，与黄金同价"，以致有"一两沉香一两金""一寸沉香一寸金"之说。

沉香品质的鉴别，可以概括为"一看、二摸、三闻"。一看，就是看它的纹路和色泽，纹路就是油线，色泽说明了油脂的分布情况。《陈氏香谱·卷一》："坚黑为上，黄者次之。""其坚致而文横者谓之横隔沉。大抵以所产气色为高。"意思是说，质地坚黑为上，色黄次之。质地坚硬而纹理横向的称为横隔沉。大概沉香以气色定质量。二摸，是用手去揉擦沉香木的表面，好的沉香表面有一种油黏感与冰凉感。三闻，天然沉香散发出清新、纯粹的香气，沁人心脾。

二、观形

观形，包括焚香之前对香料的鉴别和焚香之后对香烟的色、形、态的鉴赏。

观香料的质地是焚烧的前提，只有好的香，燃烧时才能有好的形。一般来说，优品的香，向上升腾的烟是成形的，呈现白、流、曲、聚的状态，其烟是白色的，如果烟是黑色的，应该是劣质的；其烟的形状是流动的，是垂直的，直冲向上的，但在微风的吹拂下，又是委曲的，袅娜多姿，静静地观赏烟的流动，人们应有如看到一个活体在生长、流动、搏击、跳跃，充满生机、气韵。比如好的沉香烧起来，烟色发白，烟雾直线向上，丝丝散发，香味明显。观察崖柏点燃后的状态，可以看到烟是直线升腾跳跃的，而且力量很大，满屋生香。

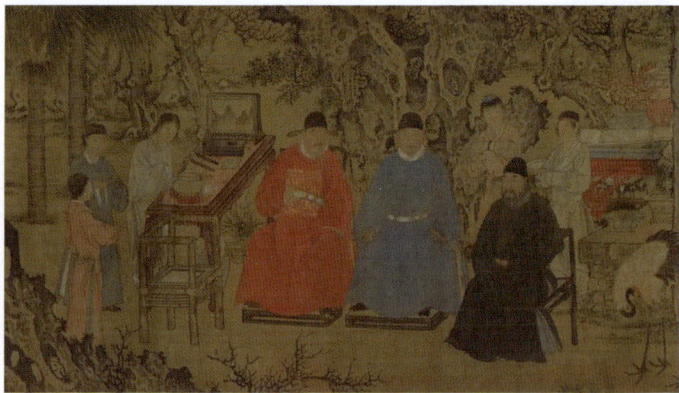

（明）谢环《杏园雅集图卷》（局部）

三、品味

　　中国古人很讲究用鼻子享受"芬芳"的嗅觉愉悦，这就像眼睛需要享受美色美景一样。《孟子·尽心下》曰："口之于味也，目之于色也，耳之于声也，鼻之于嗅也，……性也。"孟子认为人的各个感官都有自己的快感、美感，能独立地享受。嘴巴要享受鲜美的食物，眼睛要享受好看的景色，耳朵要享受好听的音乐，鼻子也要享受好闻的气息，这都是人的天然本性。但这些感官既有独立的一面，又是互相联系的，特别是味觉和嗅觉更是联系密切。

　　味觉和嗅觉相互联系，来自古人的"阴阳观"。《太平经》说："天者常下施，其气下流也；地者常上求，其气上合也。两气交于中央。人者，居其中为正也。"由于口鼻相通，鼻子感到的气味不可避免地会"下旋"进口中，舌头上的味蕾也会像气体的逸出一样，"上合"到鼻腔的后门。于是，鼻、口的双向运动，使嗅觉与味觉交织在一起。

　　香的品味，也即闻香，是品香的关键环节。香道，是鼻观，是人们通过嗅觉去品味香味。

鼻子具有眼睛的"观"的功能，这种说法源自《楞严经》"六根互相为用"的思想。佛教称人的眼、耳、鼻、舌、身、意为六根，对应客观世界的色、声、香、味、触、法六尘，而产生见、闻、嗅、味、觉、知等作用。与此相应，《俱舍论颂疏》有"六境"之说，即色、声、香、味、触、法六种境界。《楞严经》认为，只要消除六根的垢惑污染，使之清净，那么六根中的任何一根都能具其余五根之用，这叫作"六根互用"或"诸根互用"。

英国作家吉卜林曾说："人的嗅觉比视觉、听觉更能挑动人们细腻的心。"看来确乎如此！香作为通过嗅觉来使人获得精神愉悦和心灵安宁的神秘之物，人们似乎很早就发现了它的奥秘。

从香的品质看，主要看香是否清、甘、温、沁人心脾、开窍通神。人的嗅觉，较之视觉、听觉、能觉，是一种直接而又神秘复杂的感觉。好的香，既是清幽的，又是有力量的，可以开窍通灵。

明代高濂在《遵生八笺·论香》中，从香的功能和风格上区分，讲了六种香品：

幽闲者"物外高隐，坐语道德，焚之可以清心悦神"，有"妙高香、生香、檀香、降真香、京线香"。

恬雅者"四更残月，兴味萧骚，焚之可以畅怀舒啸"，有"兰香、速香、沉香"。

温润者"晴窗拓帖，挥尘闲吟，篝灯夜读，焚以远辟睡魔，谓古伴月可也"，有"越邻香、甜香、万春香、黑龙挂香"。

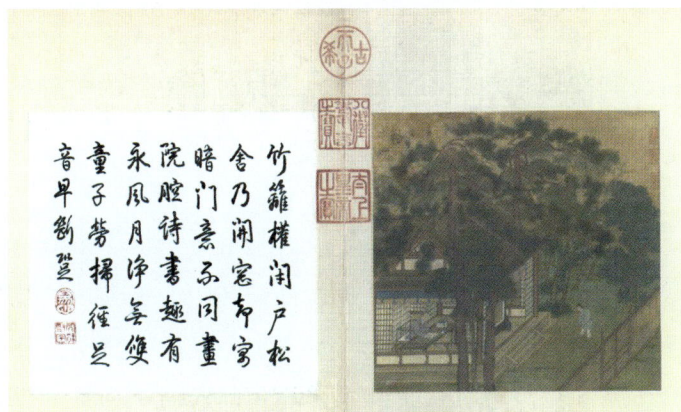

（宋）刘松年《山馆读书图》

佳丽者"红袖在侧，密语谈私，执手拥炉，焚以薰心热意，谓古助情可也"，有"黄香饼、芙蓉香、龙涎饼、内香饼"。

蕴藉者"坐雨闭关，午睡初足，就案学书，啜茗味淡，一炉初爇，香霭馥馥撩人，更宜醉筵醒客"，有"玉华香、龙楼香、撒馥兰香"。

高尚者"皓月清宵，冰弦戛指，长啸空楼，苍山极目，未残炉爇，香雾隐隐绕帘，又可祛邪辟秽"，有"棋楠香、唵叭香、波律香"。

从香的六种品性看，香之品性首先取决于香的质量，其次是焚燃的环境和香器的优劣，但最为关键的是品香之人的素养。特别是心境、心意、心神，一句话，就是要有"一瓣心香"。

目前，大众认可的香之极品是沉香。沉香的香味极佳，点燃后气味幽然如蜜，直通肺腑，能使人产生不可名状的愉悦感。据说，屋内物品经沉香熏过后不会生霉。故沉香自从东南亚传入我国后便迅速取代诸香地位，成为历代主要的熏烧香种。《本草纲目》引蔡絛在《铁围山丛谈》中的说法："占城不若真腊，真腊不若海南黎峒，黎峒又以万安黎母山东峒者冠绝天下，谓之海南沉，一片万钱。"所谓"沉香一片值万钱"，盖源于此。即便在今时今日，沉香依旧是香料市场上的魁首。

四、得气

人的"五觉"既是相对独立的，又是相互联系的，形成一个整体。"得气"，是指香的功用，是指香从嗅觉、味觉进入了心觉，香给人带来生理和心理的快乐、享受，其既能驱蚊防疫、辟邪宁神，又能开启心智、磨炼心性，使人明德守礼。

香，扶正气。香可以芬芳化湿，驱邪气，扶正气。沉香是有着悠久历史的中药瑰宝。曾在永嘉楠溪江和瑞安陶山留下踪迹的南朝"山中宰相"陶弘景（456—536），在其所著《名医别录》里就将沉香列为上品，堪称沉香入药第一人。《陈氏香谱·卷一》指出了"沉香"的功用"疗风水毒肿，去恶气"，意为沉香可治疗风邪水毒肿，去恶气。沉香的功效为降气温中、暖肾纳气，主要用于行气止痛、降逆调中、温肾暖精、壮阳除痹。李时珍等历代医家都有沉香治病的记载。药理研究发现，沉香可用于治疗消化、呼吸、心脑血管疾病，在神经科、外科、妇科、儿科、男科、五官科、皮肤科以及抗风湿、抗肿瘤、戒毒等方面都有大量临床应用。古老的香味疗法就是利用沉香燃烧后产生的清凉香味，快速开发人体经脉能量，调整人体的气血运行，令人宁心定志，放松紧张情绪，辅助失眠者入眠，提升人的记忆力和注意力。

香，养静气。香，是人心对天心的诚敬，在香的世界中，感受生命的宁静与力量。品香不仅有嗅觉体验上的快乐，人们更能通过这一缕缕香，于有形无形之间调息、通鼻、开窍、调和身心，让身闲、心闲、心静。

香，壮神气。香，可以畅通人身的经络，经络通畅，则精神焕发，因此，香可以安神、醒神、宁神，养浩然之正气，抵御污浊的邪气，促进人的精神愉快。

第五讲

香艺：活色生香

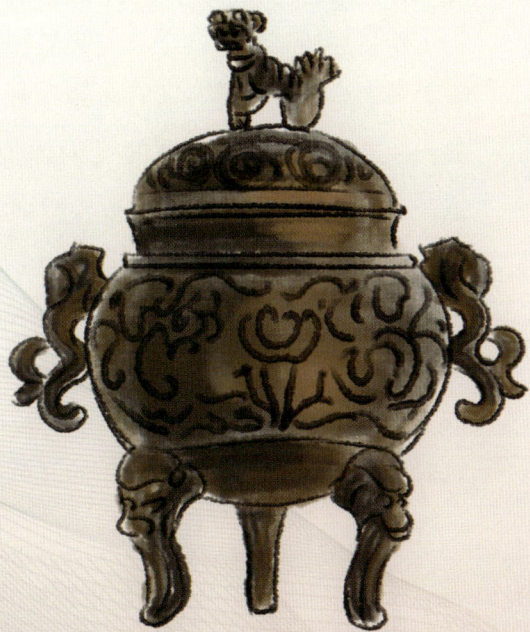

人类对香的喜好，是人的天性所使然，有如蝶之恋花，花之向阳。许多文人雅士为了表达对香的喜好，咏香绘香，用诗、词、歌、赋、说、序、铭等赋予香多种意蕴，记载香事，借香抒情，赋予香人格特征，从而使品香从生活层面上升到艺术层面。这不但使用香具有艺术的色彩，而且使其文化内涵更为丰富。

在长期的品香实践中，文人雅士创作了大量的文学艺术作品，《陈氏香谱》收录了如下写香的文学体裁：一是"传"，即丁谓的《天香传》；二是"序"，主要是《和香序》；三是"说"，主要是程泰之的《香说》；四是"铭"，主要是刘向的《博山炉铭》和梁元帝的《香炉铭》；五是"颂"，主要是左九嫔的《郁金香颂》，江文通的《藿香颂》；六是"赋"，主要是曹植的《迷迭香赋》，傅玄的《郁金香赋》，杨炯的《幽兰赋》，李华的《木兰赋》，苏轼的《沉香山子赋》，梁昭明太子的《铜博山香炉赋》等；七是"诗歌"，主要是咏香品、咏香炉以及乐府诗句等，同时也介绍了"香篆"的制作方法。

这一讲主要介绍表达香艺的诗歌、赋、典故和对联。

一、诗歌：诗情香趣

诗歌是中国文学艺术的体裁之一。诗是表达思想、愿望的，歌是拉长语言的音节，咏唱诗意的。诗歌通过赋、比、兴抒发诗人的情感。《陈氏香谱》收录了大量的咏香诗，内容很广泛，有咏香品、香炉的，有述香境的，有记香事的，也有述香情的。历代文人关于香的诗词歌赋的创作可以说不计其数，杜甫、王维、白居易、李煜、李商隐、苏轼、黄庭坚、李清照、朱熹、文徵明、丁谓、曹雪芹……他们写下了许多咏香的诗歌。

香虽然用于生活，但是传达了文人雅士的才思和智慧，这使其从生活境界、艺术境界上升到审美境界。品香，不仅品其"芳香"，还要讲典雅、意境，使香品、香具、香事、用香、咏香多姿多彩，意味深长，情趣盎然。人们在赞美香、描绘香中，借香抒情、寄兴、言志。

历代诗人用诗词传递对美好生活的感悟，熏香、品香、吟诗、作对、奏乐，诗中有香，以诗言志，以诗抒情，香融诗意。《陈氏香谱》收录的香诗以"诗词""乐府"为主，内容有咏香、品香、记香事、颂香器等。这些诗歌具有高尚的情趣，下面略作介绍。

（一）赞颂香品

由于诗人对香的喜爱和偏好，他们用诗歌表达对香品的高度赞美：南朝梁武帝萧衍《河中之水歌》："卢家兰室桂为梁，中有郁金苏合香。"

唐代李贺《贵公子夜阑曲》："袅袅沉水烟，乌啼夜阑景。"《屏风曲》："沉香火暖茱萸烟，酒觥绡带新承欢。"

唐代沈佺期《古歌》："燕姬彩帐芙蓉色，秦女金炉兰麝香。"

南宋陆游《大风登城》："锦绣四合如垣墙，微风不动金猊香。"

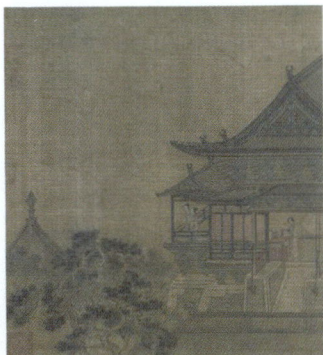

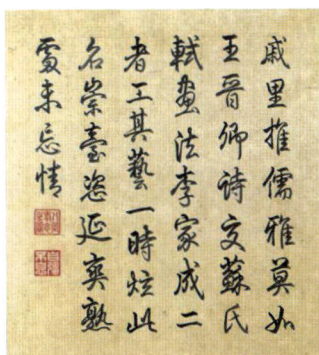

（宋）王诜《飞阁延风图》

（二）赞美香器

香器是品香的重要组成部分，许多诗歌是赞美香炉的，尤其是博山香炉，尤为诗人所喜爱。

唐代刘禹锡《更衣曲》："博山炯炯吐香雾，红烛引至更衣处。"

唐代李商隐《促漏》："舞鸾镜匣收残黛，睡鸭香炉换夕熏。"

北宋苏轼《台头寺步月得人字》："泯泯炉香初泛夜，离离花影欲摇春。"

（三）记录香事

《陈氏香谱》记录了觅香、焚香、修香的诗歌：

郝伯常《觅香》："磬室从来一物无，博山惟有一香炉。而今荀令真成癖，只欠精神宴坐隅。"

邵康节《焚香》："安乐窝中一炷香，凌晨焚意岂寻常。祸如能免人须谄，福若待求天可量。"

唐代杜甫《大云寺赞公房》"灯影照无睡，心清闻妙香"；又《奉和贾至舍人早朝大明宫》"朝罢香烟携满袖，诗成珠玉在挥毫"；韦应物《晓坐西斋》"盥漱忻景清，焚香澄神虑"；明代书法家文徵明《焚香》诗云："银叶荧荧宿火明，碧烟不动水沉清。纸屏竹榻澄怀地，细雨轻寒燕寝情。妙境可能先鼻观，俗缘都尽洗心兵。日长自展南华读，转觉逍遥道味生。"

（四）咏香传情

在古代，香被文人雅士作为传递友谊的礼物，赠香、品香寄托着朋友之间的深情厚谊。《陈氏香谱》记录了黄庭坚与苏轼两人品香咏诗的雅事。

宋哲宗元祐元年（1086）的春天，苏轼自登州来到京师，任职礼部郎中。他们两人早已互相欣赏，终于邂逅于京城。不久后，黄庭坚得到一款名为"江南帐中香"的好香，当即写下《有惠江南帐中香者戏答六言二首》赠送给苏轼，诗云：

百链香螺沉水，宝薰近出江南。
一穟黄云绕几，深禅想对同参。

螺甲割昆仑耳，香材屑鹧鸪斑。
欲雨鸣鸠日永，下帷睡鸭春闲。

黄庭坚从他人所赠的帐中香谈起，继而分析帐中香的成分、香味、焚香的时机以及所用何种香具等。诗中以"黄云绕几"这一香飘的形态，描绘主人专注参禅的幽静、祥和和安详的氛围。

苏轼收到黄庭坚的诗作后，即回以《和黄鲁直烧香二首其一》：

四句烧香偈子，随香遍满东南。
不是闻思所及，且令鼻观先参。

万卷明窗小字，眼花只有斓斑。

一炷烟消火冷，半生身老心闲。

苏轼在诗中赞美黄庭坚的诗文，同时又道出了"鼻观先参"的品香境界。苏东坡在诗中指出，闻香之事不应只重对气味的分辨，更为重要的是在体味香气的过程中升华思想境界，进入"身老心闲"的至高境界。"身老心闲"渗透着对清静有所追求的思想，平静如"火冷"一般，是对寂静本心的向往。

黄庭坚的这两组四句六言咏香小诗，见证了他与苏轼之间最初相识、相知的情谊，也是黄、苏二人在日后不断分享品香参禅生活的一个缩影。

（五）借香抒怀

宋代词人李清照有千古第一才女之称，是一位杰出的诗人，也是一位女香家，她常借香抒发心中的情感，写下的香词可以说在宋代词人中是最多的。她曾写了《醉花阴》：

薄雾浓云愁永昼，瑞脑销金兽。佳节又重阳，玉枕纱厨，半夜凉初透。　　东篱把酒黄昏后，有暗香盈袖。莫道不销魂，帘卷西风，人比黄花瘦。

在这首词里，我们看到燃香散出的缭绕烟雾，好像词人挥之不去的愁绪。词中说的瑞脑，是龙脑香。金兽是指兽形铜香炉。词中说，稀薄的雾气、浓厚的云层把周围笼罩得阴沉、迷茫，真让我愁绪满怀。这样长的白天叫我如何挨过？我望着香炉中瑞脑的袅袅青烟发呆。重阳节又来临了，昨晚我头枕着冰凉的瓷枕，躺在薄薄的纱帐里，无法入眠。夜深人静，只觉凉风习习，透进纱帐，有微微寒意。黄昏时分，我在花园里饮酒赏菊，菊花的阵阵幽香沁满了我的衣袖、沾满了我的衣襟。谁说此情此景不使人黯然神伤呀？秋风瑟瑟，把门帘飘卷起来。纤细柔弱的菊花呀，我可要比你更加消瘦了！李清照在这里写了瑞脑香和菊花香，寄托着心中难以名状的愁绪。

李清照还在《满庭芳》中写道："篆香烧尽，日影下帘钩。"她在阁楼画堂消磨了一天，日影划过帘

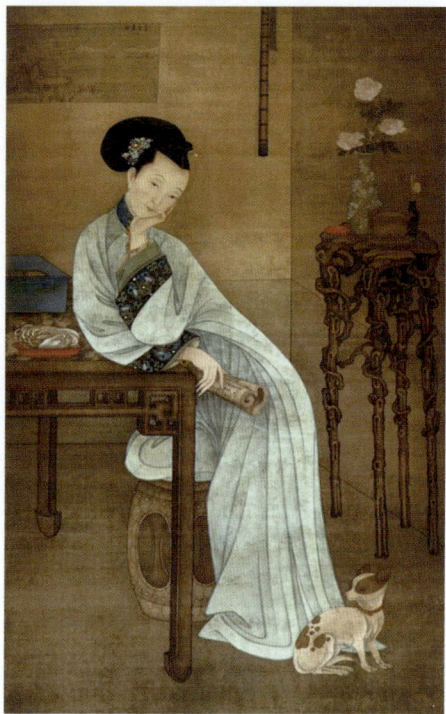

（清）冷枚《春闺倦读图》（局部）

钩，篆香也烧尽了。在《浣溪沙》中，她又写道："淡荡春光寒食天，玉炉沉水袅残烟。""玉炉沉水"即在玉香炉中焚烧沉水香。此外，她在另外的词中还有"沉香断续玉炉寒""玉鸭熏炉闲瑞脑"句，可见李清照喜欢玉炉与沉香、瑞脑。在《菩萨蛮》中云："沉水卧时烧，香消酒未消。"也许酒喝多了，沉香烧尽了，酒还未醒。

宋代词人晏殊在《踏莎行》中云："翠叶藏莺，朱帘隔燕。炉香静逐游丝转。一场愁梦酒醒时，斜阳却照深深院。"熏香、喝酒表达的是心中的春愁。词中说，苍翠繁茂的树叶中隐藏着几只黄莺，不时发出几声婉转、哀怨的啼唱；隔着朱红的门帘，愁苦的主人感叹春光的消逝，而飞舞的春燕却呢喃细语。屋内，香炉中清幽、袅袅的香气像游丝般旋转、飘散，拿起酒杯，借酒消愁，可是那无穷无尽的愁思在睡梦中也缠绕着我，真不知该如何摆脱这伤人的春愁。梦断酒醒，残阳正照射在那清静幽远的庭院中，伴着夕阳的落下，令人愁怨的一天过去了。晏殊在熏香中，"静逐游丝转"，借香抒怀，表达心中的愁绪如烟般婉转绵长。

秦观在《减字木兰花》中云："天涯旧恨。独自凄凉人不问。欲见回肠。断尽金炉小篆香。黛蛾长敛。任是春风吹不展。困倚危楼。过尽飞鸿字字愁。"词的上片写了女子孤独凄凉，愁肠欲断。"断尽金炉小篆香"既写了香断烟尽的冷清，又写了篆香的曲折回旋，表达满腔的愁绪。词的下片写了女子的百无聊赖，困倚危楼。全词先写心绪，再写香断烟灭，触物兴感，借物抒情，细致入微地表现了女子深重的离愁。

二、香赋：体香写志

赋是我国文学的一种文体，它讲究文采、韵律，兼具诗歌和散文的特点。《陈氏香谱》收录的赋很多，有曹植的《迷迭香赋》、傅玄的《郁金香赋》、傅咸的《芸香赋》、杨炯的《幽兰赋》、李华的《木兰赋》、苏轼的《沉香山子赋》、颜博文的《鸡舌香赋》、梁昭明太子的《铜博山香炉赋》等等。其中曹植的《迷迭香赋》最有文采和意义，此外，苏轼的《沉香山子赋》也很好。为此，对这两篇赋作一些介绍。

迷迭香赋

曹 植

播西都之丽草兮，应青春而凝晖。

流翠叶于纤柯兮，结微根于丹墀。

信繁华之速实兮，弗见凋于严霜。

芳暮秋之幽兰兮，丽昆仑之英芝。

既经时而收采兮，遂幽杀以增芳。

去枝叶而特御兮，入绡縠之雾裳。

附玉体以行止兮，顺微风而舒光。

"迷迭香"出自西蜀，其生处土如渥丹。过严冬，花始盛开，开即谢，入土结成珠，颗颗如火齐，佩之香浸入肌体，闻者迷恋不能去，故曰"迷迭香"。

赋中还道：播种于西蜀的美丽香草，使其在春天发芽绽放光彩。生长于围墙红色的涂地之中，枝叶攀缘缠绕。迷迭香生长茂盛很快就结了果实，它的花期短暂，很快消逝于寒冬严霜之中。迷迭香的果实如同晚秋幽香的兰花，其花如昆仑之巅芝草之花。经过一段时间之后收采果实，将其收藏在密闭环境中，增加了果实芳香的浓度。去除枝叶作为独用，香气进入生丝织成的轻纱。香气附在肌体之上，所到之处，顺着微风散发得遥远。这篇赋，借迷迭香抒发了自己的理想和抱负，洋溢着乐观、浪漫的情调。

沉香山子赋

苏　轼

古者以芸为香，以兰为芬，以郁鬯为祼，以脂萧为焚，以椒为涂，以蕙为薰。杜衡带屈，菖蒲荐文。麝多忌而本羶，苏合若芗而实荤。嗟吾知之几何，为六入之所分。方根尘之起灭，常颠倒其天君。每求似于仿佛，或鼻劳而妄闻。独沉水为近正，可以配薝卜而并云。矧儋崖之异产，实超然而不群。既金坚而玉润，亦鹤骨而龙筋。惟膏液之内足，故把握而兼斤。顾占城之枯朽，宜爨釜而燎蚊。宛彼小山，嶷然可欣。如太华之倚天，象小孤之插云。往寿子之生朝，以写我之老勤。子方面壁以终日，岂亦归田而自耘。幸置此于几席，养幽芳于悦忿。无一往之发烈，有无穷之氤氲。盖非独以饮东坡之寿，亦所以食黎人之芹也。

这是苏轼六十四岁身陷逆境时，为其弟六十大寿而作的赋。这篇赋以沉香山子这一以沉香为材料的工艺品为喻，先是介绍了花香的种类，然后赞美了沉香

"独沉水为近正"，"既金坚而玉润，亦鹤骨而龙筋"，表达了正直、坚强的品格和风骨，以激励其弟。整篇寿赋，构思奇妙，笔笔不离沉香，却处处颂扬一种卓然不羁的品格。

三、香典：传奇香事

历史上的诸多名人都与香有着不解之缘。西施凝香成渠；杨贵妃以助情香独揽圣眷；米芾焚香拜石；徐铉焚香拜月；韩熙载喜对花焚香；梁武帝烧香邀高僧；等等。他们读书以香为友，独处以香为伴；书画会友，以香助其兴；参玄论道，以香致其灵慧；衣被香熏，以增其香暖；调弦抚琴，以导其韵；绣阁幽香，以畅其神。许多典故记录了用香、品香的趣事和传奇经历。《陈氏香谱》在"事类"中记载了用香的故事。下面，对这几个典故作一些介绍。

（一）"刁存含香"
这个典故说的是东汉桓帝时，有侍中名刁存。年纪较长，有口臭。

一日，桓帝赐了刁存一个状如钉子的东西，令他含在嘴里。刁存不知何物，惶恐中只好遵命，入口后又觉该物味辛刺口，便以为是皇帝赐死的毒药。没敢立即咽下，急忙回家与家人诀别。此时，恰好有一位好友来访，感觉这事有些奇怪，朋友认为刁存品性恭谨忠厚，深得皇上嘉许，怎么会突然赐死呢？便让刁存把"毒药"吐出来看看。

刁存吐出后，众人闻到一股浓郁的香气。朋友察看后，认出那不是什么毒药，而是一枚上等的鸡舌香，是皇上的特别恩赐。虚惊一场，遂成笑谈。"鸡舌香"形如钉子，又名丁子香，东汉时属名贵的进口香药，常人大多不识。今人常用于口香糖去除口中的异味。按中医的说法，口臭的根本原因是脾胃有火，治本之源应该是调理脾胃，口含"鸡舌香"只能作为治表之策。

（二）"荀令留香"

这个典故说的荀令是指汉魏时的荀彧，荀彧官至尚书令，人称荀令。荀彧注重仪容，风度翩翩，有美男子之称。荀令好熏香，身上香气，百步可闻；所坐之处，香气三日不散。因此，其成为世人的美谈和效仿的对象。

《襄阳记》记载"荀令君至人家，坐处三日香"。刘季和亦有这一爱好，他上完厕所也要熏香。张坦说，人家都说你是俗人，果然不假。他分辩说，我远不及荀彧，为何要责备我呢？后世以"荀令香"或"令君香"形容士大夫的风度神采，也泛指人风雅倜傥。王维有诗曰："遥闻侍中佩，暗识令君香。"唐代李百药诗："云飞凤台管，风动令君香。"这些诗都是对荀彧的赞美。

（三）"韩寿偷香"

这个典故说的是西晋权臣贾充，其次女名贾午，聪明伶俐，贾充十分喜爱。贾充会客时，贾午常在一侧偷窥。

会客时，贾充的幕僚韩寿常侍左右，韩寿潇洒俊美，贾午对其心生爱慕。于是背着家人与韩寿互通音信，私订终身。贾充家中有御赐西域奇香，这种香气一旦染身，多日不散。一日贾午偷出一丸送给了韩寿，令其佩戴在身上，这使韩寿身上散发出奇异的香气，别人闻到后非常惊异，也引起了贾充猜疑。

这种香，皇上只赏赐过他一人，自己又放于私密之处，别人无法触及，韩寿这种普通人身上怎么会有这种香气呢？于是，贾充便开始调查此事，韩寿也只好如实相告，说出了他与贾午的相爱之情。

故事的结局很圆满，贾充原本就很欣赏韩寿，遂让两人成婚，成就了一段姻缘，韩寿偷香也成了典故。如欧阳修词曰："江南蝶，斜日一双双。身似何郎全傅粉，心如韩寿爱偷香。"

（四）"徐铉焚香伴月"

徐铉是五代宋初时著名书法家、文字学家，以学识渊博、通晓古今闻名朝野。

徐铉喜香，亦是制香高手，常在月明之夜于中庭焚上一炉自制的香，静心向学，还给这种心爱的香取了个雅致的名字——"伴月香"。时人谓其作品立意高远，得明月为心，非常人可为。

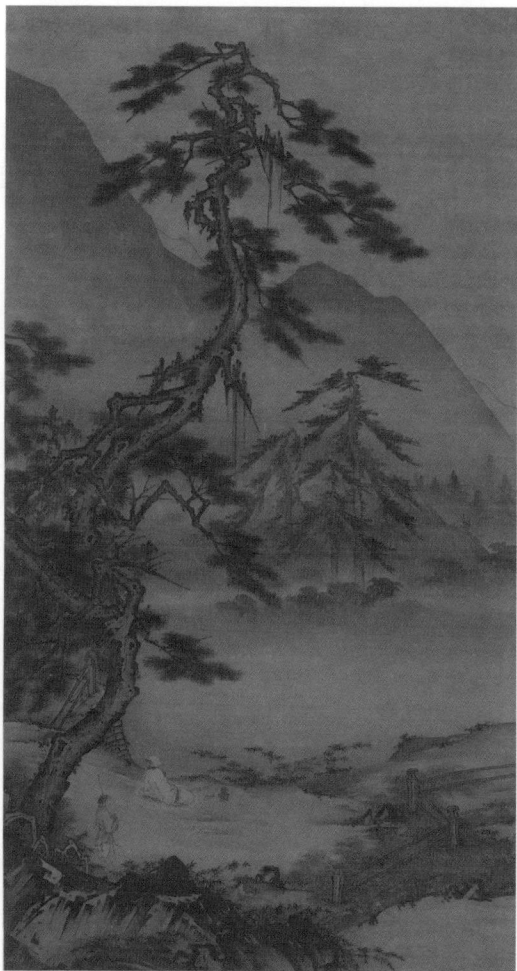

（宋）马远《松间吟月图》

（五）"梅询熏香"

这个典故说的是，相传宋代有一位翰林学士叫梅询，每天早上出门之前，最重要的事就是焚两炉香，把官袍展开，覆盖在香炉上，然后把长袖聚拢起来，不让香气散去。到了宫廷坐下后，他就把袖子展开，使整个宫廷都充满了香味。

梅询的熏香经常变换，宋真宗和宋仁宗非常喜欢，两位皇帝有时候还专门为了闻闻梅询新配的熏香而传唤他。于是，梅询就更热爱熏香了。

有"香"字的词语很多，有描写自然之美的，如"鸟语花香""桂馥兰香""桂子飘香""国色天香""古色古香"；有描写香事之美的，如"宝马香车""衣香鬓影""撮土为香""倚玉偎香""香象渡河""焚香扫地""口齿生香""焚香顶礼""摘艳熏香""香培玉琢""油壁香车""膏泽脂香"；有描写"香"的高雅之美的，如"美人香草""书香门第""一瓣之香"等。这些词语也是我们在写文章时经常用到的，是香文化的组成部分。

第六讲

香魂：和美生命

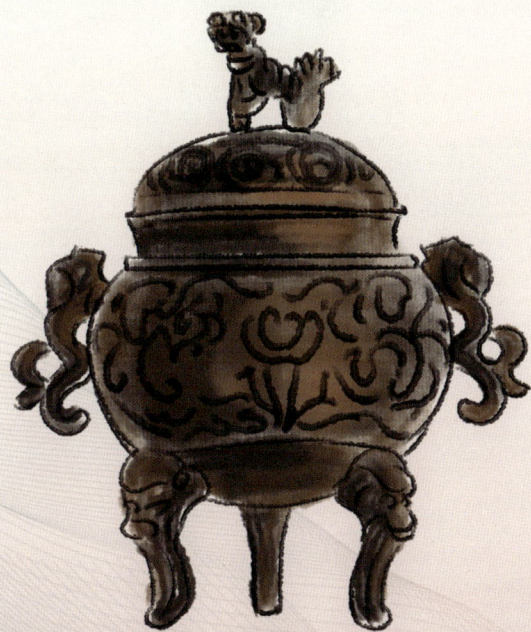

香的核心精神是香的灵魂，这也是香道的最高境界。这个核心精神是中华传统文化中"天人合一""天地人和"的生存智慧，"正气胜邪""身心安泰"的生命哲学，"意外之象""言外之意"的审美境界，一句话，就是追求和美的生命。

　　香，以气味作为能量和功力，或饮用，或品闻，或沐浴，或佩戴，给人以安宁、美颜，促进人的身体健康；香，可以通过香气、烟形，令人产生舒适、安详、兴奋的情感，给人以纯粹而又高雅的精神享受。香，既是养身的，又是养心的。品香，让人在更广阔的范围中升华自己的价值，同时，也回归到其最终极的存在状态——与道同在。

一、"天地人和"的生存智慧

　　中国的香道，首先承载着中国古人的宇宙观、自然观、人生观和价值观，它主要体现着"天人合一""和合天下""明德惟馨""通天连心""一气充塞"的精神特质。焚香、熏香、进香、品香所体现的象征思维，契合了中国古典哲学中关于阴阳两气相交、相生的宇宙观。香气就是宇宙间天人一体的气息，体现了中国人"一团和气"的整体思维。

"和"，首先是香料搭配之和。在香药的配制中，与中药一样讲究"君臣佐使"，"香料"一般充当"佐、使"的角色，为此，其用料要适度，不能过量。南朝范晔的《和香方》中提到，用香不当会带来害处："麝本多忌，过分必害；沉实易和，盈斤无伤；零藿虚燥，詹唐黏湿……枣膏昏纯，甲煎浅俗，非唯无助于馨烈，乃当弥增于尤疾也。"香药虽有保健功效，但不适宜久服。部分芳香中药辛香燥烈、香窜散气，会耗气伤阳、夺血伤阴。朱震亨《局方发挥》载香药"香窜散气"，应用不当"无不被祸"，不宜"多服、久服、常服"，否则会有伤阴、耗液、劫血、助火之弊。体质阴虚"不可专以辛香"；"诸香皆泄气，沉香入少阴肾，疏泄肾气，尤为劳怯忌用"。"制香"要根据每个人的身体状况，科学地配方，促进人的身心愉悦。

"和"，其次是香气之和。《陈氏香谱》引用了丁谓的《天香传》，指出香是大自然的恩赐："千万种和香，若香、巨丸、若末、若坐，以至华香、果香、树香、天和合之香。"香，是天地人和合的产物。

西汉时期，丝绸之路的开辟使香文化有了长足的发展。从西域和海外传入中国的香料品类繁多，促使用香的形式更加丰富。不仅出现了几种香料按照君臣佐使和阴阳五行相互配伍的"合香"，而且在品香的用具方面也有了很大的进步。

《陈氏香谱》引录了范晔在《和香序》中说："麝本多忌，过分必害；沉实易和，盈斤无伤。"麝香是鹿科动物的雄麝的肚脐和生殖器之间的腺囊的分泌物，香气浓烈，久闻则有臊臭气，味微苦微辣。《本草纲目》认为麝香有开窍通神的作用，但必须与其他药物配伍，用量过多则会造成危害；沉香禀性平和，多用也没有问题。但均要合理搭配和适量采用。"和香"是使香达到最佳效果的配方，《陈氏香谱》收录了不少香方，这是值得好好运用的，可供制作香品之用。

"和"，再次是人器之和。"和"不仅是各种香料的搭配和比例的适度，还有人与器、人与环境的"和"。焚香的斗宝、器具，体现了光气之和、触感之和、视觉之和。在斗室之间，好香、好器、好的环境，轻烟缭绕，给人以柔和、舒适之美。

"和"，最后是人的身心之和。品香，以天地间的和气为乐，在柔和怡静的环境中，品香者冥想、陶冶出一种安详空灵的心境，一切世俗的患得患失都烟消云散，达至平静、礼敬、平和的心态，这就是品香的最高境界。

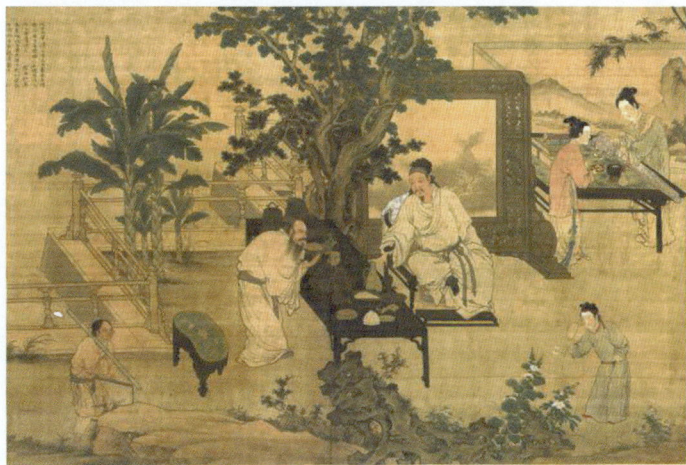

（明）杜堇《玩古图》

二、"扶正祛邪"的生命哲学

健康、美丽是人类永恒的向往。早在远古时期，人类的祖先就将大自然恩赐的百草用于保健、治病、美容。

在战国时期就有"浴兰汤兮沐芳"的香疗法。《黄帝内经》把香疗法作为一种治疗方法，其认为北方人喜乳食，脏寒生满病，其治宜灸焫。《黄帝内经》提出的因"数食甘美而多肥"所致的"脾瘅"，"治之以兰，除陈气也"。这里讲的兰，即香药佩兰。

我国最早的药物学专著《神农本草经》，一共收录药物 365 种，其中记载有麝香、木香、桂、白芷、兰草、杜茗、泽兰等香药，说麝香能"辟恶气"；蘼芜"主咳逆、定惊气"；白芷"长肌肤、润泽颜色，可作面脂"。

唐代，无论是宫廷，还是民间，都盛行食杏仁、饮杏露，宫廷熏香、品饮是生活的一种方式。历代皇妃贵妇视幽幽的体香为贵，杨贵妃常常用香沐浴。武则天爱饮用狄仁杰进献的"龙香汤"，据说她的女儿太平公主每日用桃花香露调乌鸡血煎饮，"令面脱白如雪，身光洁蕴香"，香疗在唐代得到了很大的发展。

隋唐之际，孙思邈的《备急千金要方》，收录了当时宫廷和民间的大量香疗方法，其中有润肤香方、熏衣香方、健身香方等专章和古方近百个。宋代，香疗法达到了全盛时期，香药、香方大量涌现。到了明代，形成了制香的成熟技术。

香疗的机理认为，通过药物或食物，从整体上来协调机体内部的阴阳平衡，驱除体内邪气，使脏腑经脉功能处于正常的状态。现代医学的研究表明，人闻到香味时会产生一些生理变化，香味能调节呼吸和脉搏的节奏，改变肌肉的张力，影响视力和听力，香味可以调节人的情绪。

20世纪法国作家马塞尔·普鲁斯特认为气味可以唤起沉睡的记忆，可以激发人的灵感，他在《追忆似水年华》中说：

气味和滋味却在形销之后长期存在，即使人亡物毁，久远的往事了无陈迹，唯独气味和滋味虽说更脆弱却更有生命力；虽说更虚幻却更经久不散，更忠贞不渝，它们仍然对依稀往事寄托着回忆、期待和希望，它们以几乎无从辨认的蛛丝马迹，坚强不屈地支撑起整座回忆的巨厦。

我们每个人都有属于自己的气与味（滋味）紧密联系的隐秘。我们在饮食中，常常论及"妈妈做的菜的味道"，儿时的记忆往往会伴随一辈子。科学研究发现，气味是引起人们回忆的最佳手段之一，而且气味所唤起的记忆比声音、图像或文字唤起的记忆更加鲜活，更加具体，更加富有情感性。科学家甚至使用了"气味烙印"这样独特的词汇，认为"气味烙印"与其他类型的记忆明显不同，气味在人们的记忆中占据着特殊的地位，就像是用烙铁烙上去似的，与气味相关的记忆，会在人们脑海中留下长久而深刻的印记。

"气味"随风而飘，未见其物，先闻其味，这就是气味的发散性。在自然界中，气味是辨别敌我的工具，往往是"同味相投，异味相斥"。嗅觉在自然界中是辨别敌我的重要"武器"。嗅觉是生命的守护神，只不过生物的进化程度愈高，对嗅觉的依赖程度愈低，人们的嗅觉有所退化。

对人类来说，人与人、人与物会产生气味的吸引力。在所有类型的气味中，被称为"香味"的一类是最让人着迷的，香味总是与"最快乐的事情"联系紧密：闻到食物的香味，我们会垂涎欲滴；闻到花的香味，我们会感觉心情舒畅。气味可以调节人的情绪，平衡身心。

美国科学家理查德·阿克塞尔教授和琳达·B.巴克教授曾研究气味受体和嗅觉系统之间的内在联系。他们研究发现，有气味的物质会首先与气味受体结合。这些气味受体位于鼻上皮的气味受体细胞之中。气味受体被气味分子激活后，气味受体细胞会产生电磁信号。这些信号随后被传输到大脑嗅球的微小区域中，进而传到大脑的其他区域，并固化为特定的反应模式。由此，人就能有意识地感受到某一种特定的香味，并将其视为随时激活相应情感反应的信号。

香的芬芳气味往往带给人们愉悦的感受。汉代就已发明和使用"香粉"，香粉的使用，不仅使人皮肤光滑白皙，而且还可以渗入肌肤，渐渐地使人的身体自然发香。《陈氏香谱》提到了一种"傅身香粉"："英粉、青木香、麻黄根、附子（炮）、甘松、藿香、零陵香各等分"，把各种香药研成粉，浴后敷身上。

据说杨贵妃使用了"露华百英粉"，故"浴罢华清第一汤""红绵扑粉玉肌凉"。至此，"红粉知己"成了女性的代名词。

《红楼梦》中的薛宝钗因吸食"冷香丸"，身体会发出淡淡的幽香，这对宝玉产生了极大的吸引力，他总想撩起她的袖子闻一闻。

《红楼梦》第八回写了贾宝玉和薛宝钗一起赏鉴通灵宝玉和金锁，"宝玉此时与宝钗

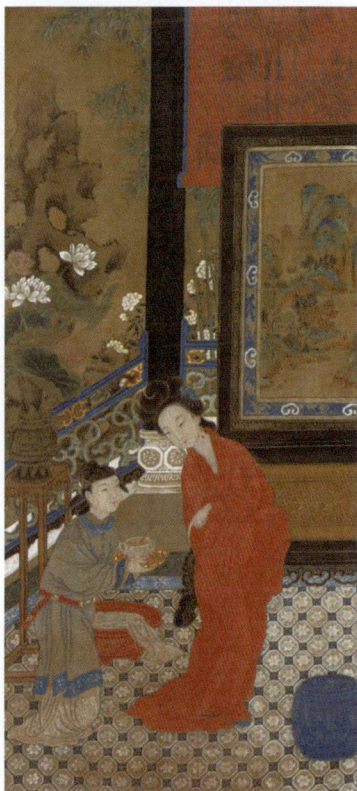

（清）顾见龙《贵妃出浴图》

就近，只闻一阵阵凉森森甜丝丝的幽香，竟不知系何香气，遂问：'姐姐熏的是什么香？我竟从未闻见过这味儿。'宝钗笑道：'我最怕熏香，好好的衣服，熏

的烟燎火气的。'宝玉道：'既如此，这是什么香？'宝钗想了一想，笑道：'是了，是我早起吃了丸药的香气。'"薛宝钗吃的丸药，叫"冷香丸"，是一个和尚给的"海上仙方儿"。薛宝钗因服食了"冷香丸"，身体发出了一股"冷香"，对异性也极具吸引力。

《香乘·肌香》："旋波、移光，越之美女，与西施、郑旦同进于吴王，肌香体轻，饰以珠幌，若双鸾之在烟雾。"古代的女性，体香有的发自于身体的毛孔，有的因佩戴香囊或用香熏衣，不但悦己，也悦人。当代的女性，主要用的是香水。

香的芬芳气味可以去除腐味、臭味、异味，对人的身体起到了扶正祛邪的功能。《陈氏香谱·卷一》论述了各种香在这方面的功效，如：

沉水香"疗风水毒肿，去恶气"；白檀香"主心腹痛、霍乱、中恶、鬼气、杀虫"；麝香"主辟邪、杀鬼精、中恶、风毒、疗蛇伤"；郁金香"除心腹间恶气"；木香"味辛，温，无毒，主辟瘟疫，疗气劣、气不足、消毒、杀虫毒"。

李时珍《本草纲目》记载："沉香，气味辛，微温，无毒。主治：风水毒肿，去恶气；主心腹痛，霍乱中恶，邪鬼痊气，清人神……调中，补五脏，益精壮阳，暖腰膝，止转筋吐泻冷气，破症癖，冷风麻痹，骨节不任，风湿皮肤瘙痒，气痢，补石肾命门；补脾胃及痰涎血出于脾，益气和神。治气逆喘急，大肠虚闭，小便气淋，男子精冷。"

《本草纲目》还记载："今人合香之法甚多，惟线香可入疮科用。"《红楼梦》第九十七回，贾宝玉因婚姻变故而旧病复发，"只得满屋点起安息香来"。安息香具有安神的效果，对安抚宝玉的精神大有裨益。

用来给贾宝玉安神的"安息香"，有可能是树脂香料安息香，也有可能是具有安神功效的线香。在明清时期"安息香"特指两物，一是香料安息香树之脂，二是线香。《清稗类钞·工艺类》"制安息香"条载："今通用之安息香，则多以他种香料合木屑作线香状，但袭香息香之名，实无安息香料也。"

三、"意外之象"的审美境界

从香的审美境界看，香道是从嗅觉美感升华为心灵美感的。钱谦益在《牧斋有学集》卷四十八中提出了"鼻观说":"余老懒不耐看诗,尤不耐看今人诗。人间诗卷,聊一寓目,狂华乱眼,蒙蒙然隐几而卧。有隐者告曰:'吾语子以观诗之法,用目观,不若用鼻观。'余惊问曰:'何谓也?'隐者曰:'夫诗也者,疏瀹神明,洮汰秽浊,天地间之香气也。目以色为食,鼻以香为食。今子之观诗以目,青黄赤白烟云尘雾之色,杂陈于吾前。目之用有时而穷,而其香与否,目固不得而嗅之也。吾废目而用鼻,不以视而以嗅。诗之品第,略与香等。或上妙,或下中,或斫锯而取,或煎笮而就,或熏染而得。以嗅映香,触鼻即了,而声、色、香、味四者,鼻根中可以兼举,此观诗方便法也。'余异其言而谨识之。"

钱谦益的"鼻观说"是完整的嗅觉审美理论。"诗之品第,略与香等",他实际上是将"香"当作理性层面上诗品的最高标准,显然,他借鉴了佛教的"香严"境界。他的"鼻观说",是把感性层面上的"鼻闻",上升到理性层面上的审美判断,是感性与理性结合的嗅觉审美判断,是审美主体依靠审美通感的功能对艺术境界的神韵气味所作的嗅觉审美判断。

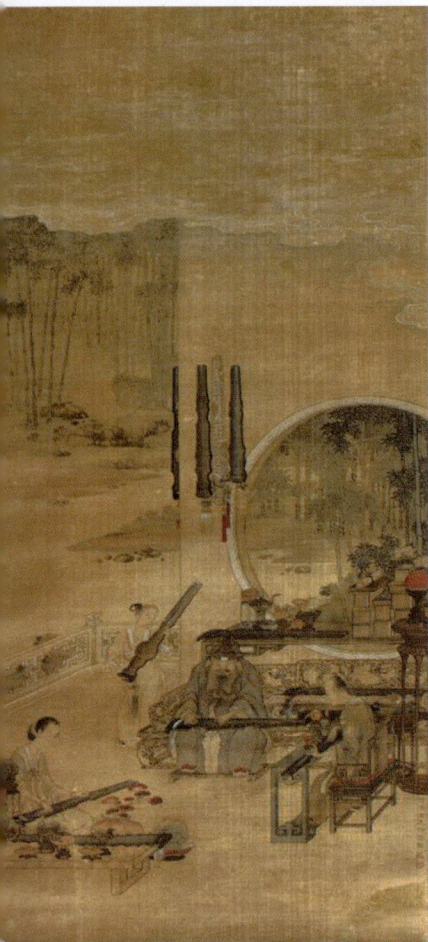

（清）喻兰《听琴图》

香既有单一嗅觉意象，也有通感复合意象。例如："熟杏暖香梨叶老，草梢竹栅锁池痕。"诗人李贺在《南园》中用诗歌描写了香的意象。暖香，是触觉与嗅觉的复合感觉，描述南园温暖气候条件中杏的芳香。"细露湿团红，寒香解夜醉。"（《石城晓》）寒香与酒香，也是触觉与嗅觉的复合感觉。"晓木千笼真蜡彩，落蒂枯香数分在。"（《新夏歌》）枯香，是视觉与嗅觉的复合感觉。"松柏愁香涩，南原几夜风。"（《王濬墓下作》）涩香，是苦涩辛辣的松香，味觉通于嗅觉。"蛇子蛇孙鳞蜿蜒，新香几粒洪崖饭。"（《五粒小松歌》）新香，是清新淡雅的小松树气味，视觉通于嗅觉。"可怜日暮嫣香落，嫁与春风不用媒。"（《南园十三首》）嫣香，是缤纷艳丽的花的浓香，视觉通于嗅觉。"山头老桂吹古香，雌龙怨吟寒水光。"（《帝子歌》）古香，是老桂花树的香气，视觉通于嗅觉。

香意象渗透着诗人乐观、向上的情感态度，表达了他们对功名和爱情的渴望与想象，在感性的嗅觉意象里蕴含了理性的生命意识。

古人写香，常用暗香、冷香、幽香、烈香等词来形容，所表示的正是嗅觉审美高度精细化的灵敏与高妙。北宋时期，诗坛有一桩有趣的轶事历来被后人所乐道，著名诗人黄庭坚评价欧阳修对他同时代诗人林逋写梅花诗句的点评，欧阳修非常赏识林逋咏梅的诗句"疏影横斜水清浅，暗香浮动月黄昏"。而黄庭坚却认为林逋另一首咏梅诗中的"雪后园林才半树，水边篱落忽横枝"要比上述两句好，指责欧阳修见识不精。其实，平心而论，后两句诗只有视觉的意象造型，却无嗅觉的审美趣味，远无"暗香""疏影"二句的神韵，黄庭坚的批评，反倒显出他自信过了头，有些浅薄。

在日常经验里，味觉、视觉、听觉、触觉、嗅觉往往可以彼此打通，眼、耳、口、鼻、身等身体官能可以不分界限，《列子·黄帝》中就有"眼如耳、耳如鼻、鼻如口，无不同也"的说法。于是乎，颜色似乎会有温度与香气，声音似乎会有形象，冷暖似乎会有重量，香味也似乎会有色彩，香给予人们更加丰富、高远的想象，更具有审美的意象。

人们给香赋予了人格的高尚之美。杜甫《江头五咏·丁香》以丁香为题，诗曰："丁香体柔弱，乱结枝犹垫。细叶带浮毛，疏花披素艳。深栽小斋后，庶使幽人占。晚堕兰麝中，休怀粉身念。"全诗吟咏丁香体虽柔弱，但枝却挺拔，通过描写丁香细叶、浮毛、疏花、素艳之形态，深栽于小斋后院之境遇，传达其只合幽人欣赏，而不可与兰麝相混的特点。此诗表面上写丁香，实则是告诫那些沉沦下僚的柔弱者当知自守，不可与位高权重者混迹，赋予丁香高逸、高贵、清高的品性。杜甫能以丁香喻人，乃是因为丁香自身具有高贵的特性。北宋苏颂于《图经本草》中云："丁香，木类桂，高丈余。叶似栎，凌冬不凋，花圆细，黄色。其子出枝，蕊上如钉子，长三、四分，紫色，其中有粗大如山茱萸者，谓之母丁香。"丁香有淡淡的幽香、经冬不凋之品性。因之，对于丁香的歌咏，便自然融入了诗人自身的许多人生感慨。

人们借香表达友情之美。香虽然是普通的物品，但往往被用作增进友谊的润滑剂。故友来访，焚香清谈可谓美事。南宋曾几《东轩小室即事五首》之五云："有客过丈室，呼儿具炉薰。清谈似微馥，妙处渠应闻。"尽兴之时，不觉"沉水已成烬，博山尚停云"。待客人辞去，自己仍沉浸在香之余味中，"斯须客辞去，趺坐对余芬"。作者借香将文人往来清谈之事点出来，言明焚香是最好的待客之道。陆游《闲中偶题》谓："客来拈起清谈尘，且破西窗半篆香。"又有许棐《题常宣仲草堂》言："客来无可款，石炉添水沉。"宴会雅集，焚香是营造交际氛围的重要手段。赵希鹄《调燮类编》载："今人燕集，往往焚香以娱客。"又宋代画家米芾的《西园雅集图记》记录了宋人雅集的场景，云："水石潺湲，风竹相吞，炉烟方袅，草木自馨。人间清旷之乐，不过于此。"

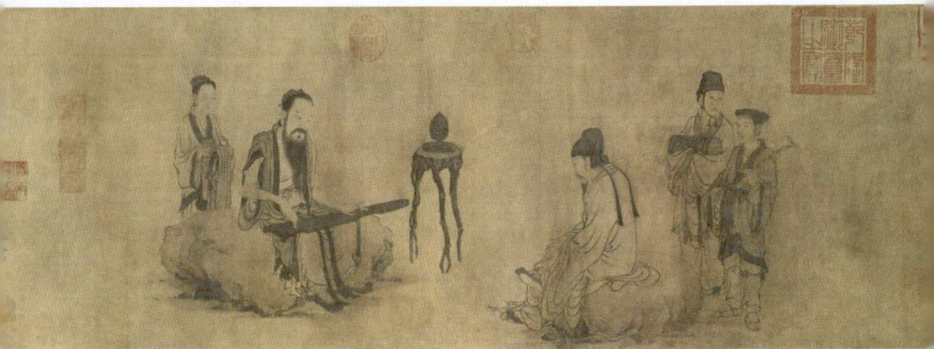

（元）王振鹏《伯牙鼓琴图》

文人雅士之间赠香，以诗为谢，以此联络感情。《陈氏香谱·卷三》有云："如欲遗人，圆如芡实，金箔为衣，十丸作贴。"描述了以香为礼品的包装方式，显见当时赠香为礼的风俗习尚。再如，黄庭坚自制合香，寄予友人，并作跋文；又借他人所赠"江南帐中香"为题，作"百炼香螺沉水，宝薰近出江南。一穟黄云绕几，深禅想对同参"之句赠予苏轼。苏轼和诗曰："四句烧香偈子，随香遍满东南。不是闻思所及，且令鼻观先参。"一来一往，尽显文人之雅趣。

香，还被文人赋予丰富的诗意和哲理。欧阳修有"愁肠恰似沉香篆，千回万转萦还断"；苏轼有"一灯如萤起微焚，何时度尽缪篆纹"；辛弃疾有"心似风吹香篆过，也无灰"；王沂孙有"讯远槎风，梦深薇露，化作断魂心字"。

总之，我们在香的品鉴中，通过眼观、手触、鼻嗅等品香形式对名贵香料进行全身心的鉴赏和感悟，可以感受视觉上的仪式之美、秩序之美、古典之美，嗅觉上的芳香之美，听觉上的琴音雅韵，进而体验其所带来的内心愉悦、通达、澄神以及由此引发的思考与感悟，进入高层次的体验。

四、"修心开慧"的修身之道

品香，最为重要的是品香的过程，在品味、观行中进行"香修"，修心养性，宁静开慧，悟道澄神。古人将香道视为滋养性情之桥，不只享受香之芬芳，更以香正心养性，将香道提升到立身修性、明德悟道、修心养性的高度。

品香可以使人入静，从静中开启智慧。宋代陈去非的诗作《焚香》云：

明窗延静昼，默坐消尘缘。

即将无限意，寓此一炷烟。

当时戒定慧，妙供均人天。

我岂不清友，于今心醒然。

坐在充满灵气的书房之中，燃起一炷沉香。沉香气味清香，使人清醒，散发的芬芳之气融入文章中，让人才思奔涌，下笔如有神。杜甫《奉和贾至舍人早朝大明宫》诗云："朝罢香烟携满袖，诗成珠玉在挥毫。"香诱才思，诗情奔涌，挥笔写下了诗篇。南宋诗人连文凤在《烧香》中云："坐我以灵室，炉中一篆香。清芬醒耳目，余气入文章。"

王羲之也是一个爱香的人，他把饮酒、舞蹈、焚香、诗书作为一种高雅的生活情趣，他说："把酒时看剑，焚香夜读书。"他把焚香读书作为人生的一大乐事。

陈继儒在《小窗幽记》里说："春夜宜苦吟，宜焚香读书。"春色正好，夜灯下一炉熏香，几卷诗书，文人们就着满窗月色反复吟诵。清风徐来，拂去人生烦俗事。文人士大夫亦喜好于读书时焚香，如《南史》记岑之敬"五岁读《孝经》，必焚香正坐"，王禹偁《竹楼记》言"公退之暇，被鹤氅衣，戴华阳巾，手执《周易》一卷，焚香默坐，消遣世虑"。焚香，不仅可使人沉心静气，而且平添一分庄重的仪式感。

品香使人身心放松，享受生活的乐趣。午饭后在草屋中休息，焚一炉有安神功效的香，可以更快达到收敛心气、清静内心的目的，一炉真香起，所有烦心之事在香气的涤荡之下，消散于无形。

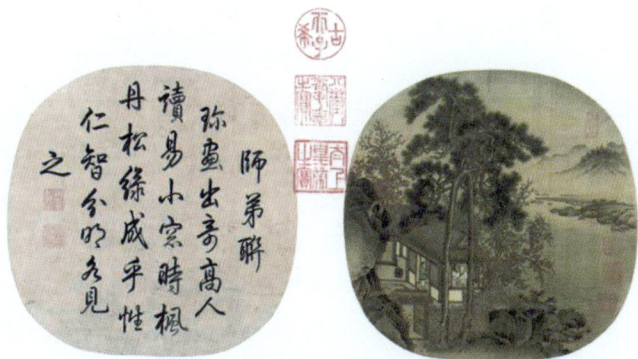

（宋）刘松年《秋窗读易图》

宋代诗人许月卿在《饭了》中云："饭了庵中坐，高情等寂喧。井泉春户口，篆火午香烟。"饭后在庵中聊天、饮茶、闻香，享受宁静的环境和香的乐趣，颐养身心。

《陈氏香谱》引《子瞻继和复答二首》诗云：

置酒未容虚左，论诗时要指南。迎笑天香满袖，喜公新赴朝参。

迎燕温风旎旎，润花小雨斑斑。一炷烟中得意，九衢尘里偷闲。

品香，是忙里偷闲，让紧张的神经得以放松，身心得到休息，这是养生从养形、养德到养心的一个好途径。

品香还可以使人安详澄神。太阳初升，洗漱完毕，焚一炉晨香，安顿心绪，清静养神。宋代诗人陆游在《晨起》中云："初日破苍烟，零乱松竹影。老夫起烧香，童子行汲井。平生水云身，不堕车马境。愿言学庞公，全家事幽屏。"

韦应物在《晓坐西斋》中云："盥漱忻景清，焚香澄神虑。"意思是说，在南台山静坐点上一炉香，沉静下来后，世间的事都放了下来，很清静，很安详，烦恼自然消失，无忧无虑，怡然自在。

　　唐代守安禅师在《静坐》中云："南台静坐一炉香，终日凝然万虑亡。不是息心除妄想，都缘无事可思量。"元代元好问在《鹧鸪天·木犀》中云："云岫句，海仙方。情缘心事两难忘。衰莲枉误秋风客，可是无尘袖里香。"这是在闻香中达到超脱世俗的境界。

结　语

在一个雅致的环境里，闻香、听乐、品茶，是人生的一大享受。赏四季风花雪月之景，感春秋草木枯荣之时，抒人生得失成败之情。缕缕清风闻于隆中，而忘却世间思虑；渭渭流水只取一勺，荡涤心中尘埃，袅袅轻烟飘于眼前，悟自然、人生之和美。香的美是一种原始的、纯朴的、简洁的美。它是轻柔的、飘逸的、流动的，朴实无华，弥漫于空间，以"和"为核心精神，以"敬"为礼仪规范，以"清"为追求目标，是道、器、艺、术的融通。今天，我们品香如果缺乏对香道的体悟，那么焚香其实是对自然资源的浪费。

中国香道源远流长，博大精深，是一门以嗅觉为主，集视觉、味觉、心觉于一体，可以陶冶道德情操、提高审美体悟和生命感悟的艺术。香道要求我们在自然的清香，艺术的墨香、书香中一步步地升华到心香，在品香中享受心境的宁静、心态的平和，从而提升生命的境界，这就是中国香道的精髓！

附录一　香囊的制作

　　香囊属于佩服香的一种。古人常佩在胸前、挂在腰间，或系于肘后。三国魏晋繁钦《定情诗》："何以致叩叩？香囊系肘后。"也有放入行囊或挂在居室墙上的。明代周嘉胄在《香乘》中说："明皇还蜀，过贵妃葬所，乃密遣棺椁葬焉。启瘗，故香囊犹在，帝视流涕。"记载了杨贵妃死于马嵬坡后，唐明皇返回四川时，重启墓葬，不见人，只有香囊犹存。唐明皇睹物思人，痛哭流涕。这说明唐朝也盛行佩戴香囊。今天端午节，人们佩戴香囊，用于辟邪、去臭、杀菌、娱情等。香囊制作简单易行，要点如下：

1. 备具

　　需准备香囊的内袋和外袋。内袋需用结实粗疏的布料或无纺布，既要透气又要有一定的密度，以免香碎漏出。不要选用装饰过多、有异味的布料。

2. 备香药

在尊重传统香方的基础上，多用后发香的香药，以提高香囊香气的持久性，如檀香。香药粉碎的大小似小米，可以延长香囊的发香时间。《陈氏香谱·卷三》记载了"荀令十里香"的配方：

丁香半两强，檀香、甘松、零陵香各一两，生脑少许，茴香半钱弱（略炒）。上为末，薄纸贴，纱囊盛佩之。其茴香生则不香，过炒则焦气，多则药气，少则不类花香，须逐旋斟酌添，使旖旎。

《陈氏香谱·卷三》还介绍了香囊制作的几种类型，如"梅蕊香""蔷薇衣香""牡丹衣香""莲蕊衣香"等，香料可以依每个人的需要和喜好而调配。

3. 称重

将备好的香碎拌匀，称重。一般一个香囊为10克。

4. 包装

可以设计形态各异、色泽多样的外包装，有的企业以《山海经》为题材，设计香囊的外形。将香碎装入内袋，封好后再装入外袋。最好再外套一个密封塑料袋。现在的外袋有传统和现代两种风格，现代风格的香囊适合穿正装的人佩戴。

5. 放置

刚刚做好的香囊往往不怎么发香。这是因为各种香料之间还没有融合。香囊需要放置半个月左右，而后打开密封塑料袋使用，此时其香气扑鼻四溢。

6. 日常养护

现代社会生活气味杂多，香囊不用时建议放在密封塑料袋子里保存，如白天放在枕下，夜晚打开塑料袋放在枕边。如果放入衣柜里，则不必外套塑料袋。根据香料的品质种类不同，香囊的发香时间在打开的情况下可持续半个月至半年。包在密封塑料袋里的香囊可保持香气三年左右。

附录二　香篆的制作

香篆又称为"篆香""印香""百刻香"，人们以镂空的山梨木或南樟木制成模具，在模具中将香粉压制成连笔的图案或文字，印成香篆。香篆在古代是用于计时的，也是空气清新剂或夏伏季的驱虫剂。苏轼有诗云："一灯如萤起微焚，何时度惊缪篆纹。"制香者将一昼夜划分为一百个刻度，故香篆被称为"百刻香"。香篆也是古代女子用于营造气味芳馥的美好氛围的东西。宋代女词人李清照是一个爱酒、爱花，也爱香的人。她的房子里，朝夕香烟萦绕，她有一首《满庭芳》，词云："小阁藏春，闲窗锁昼，画堂无限深幽。篆香烧尽，日影下帘钩。手种江梅渐好，又何必临水登楼。无人到，寂寥恰似，何逊在扬州。"

香篆是今天香道演示的主要方式，香篆的模子称为"香篆模"。《红楼梦》的《中秋夜大观园印景》联句中，黛玉和湘云有"香篆销金鼎，脂冰腻玉盆"的对句。香篆的制作要点有：

1. 备具

利用炉、瓶、盒三具（俗称炉瓶三具）进行香篆演示。

2. 备料

准备好香粉。《陈氏香谱·卷二》谈及"百刻印香"，说："百刻香印，以坚木为之，山梨为上，樟楠次之。"同时，记载了"百刻印香"的配方：

笺香三两，檀香三两，沉香二两，黄熟香二两，零陵香二两，藿香二两，土草香半两（去土），茅香二两，盆硝半两，丁香半两，制甲香七钱半（一本作七分半），龙脑少许。

3. 步骤

①梳理香灰；②压平香灰；③香拂扫灰；④放入香拓；⑤填香入宫；⑥填埋香粉；⑦起篆；⑧展示香篆；⑨燃香；⑩赏香。

4. 品香

主客调气、调息、调心，平心静气品香。

《陈氏香谱》介绍了香篆的大量样式，有大衍象图、百刻篆图、资善堂印香、供佛印香、宝篆香等。

附录三　香珠的制作

香珠属于佩戴香的一种。洪刍《香谱》：“《三洞珠囊》：‘以杂香捣之，丸如桐子大，青绳穿。此三皇真元之香珠也，烧之，香彻天。’”《陈氏香谱》：“香珠之法，见诸道家者流，其来尚矣。”古人常佩在胸前或戴在手腕上或用手把玩，也有用作佛珠的。在机械加工缺失的古代，香珠及用香泥制作的各类饰品几乎占了妇女所用饰品的大半。香珠有装饰、防蚊、娱情、把玩等作用，且制作简单。

1. 备具

需准备搅拌香泥用的大碗（非金属的）、勺子，直径为 1 毫米的艺术钻、丝绳（或直径为 0.8 毫米尼龙绳）、配珠。

2. 备粉

在尊重传统香方的基础上，多用后发香的香药以提高香珠香气的持久性。多用油性的香药，以提高香珠外表的光泽度。香药粉需磨得很细，最好在 300 目以上。如果对香珠的颜色有要求，也可以根据自身需求选择深色的香药或浅色的香药。《陈氏香谱·卷四》有介绍龙涎香珠以及其他香料配制的香方。

香珠：

零陵香（酒洗）、甘松（酒洗）、茴香各等分，丁香等分，茅香（酒洗）、木香（少许）、藿香（酒洗，此项夺香味，少）、川芎（少许）、桂心（少许）、檀香（等分）、白芷（面裹烧熟，去面不用）、牡丹皮（酒浸一日，晒干）、三奈子（加白芷治，少用）、大黄（蒸过。此项收香珠，又且染色）。上件如前治度，晒干，合和为细末，用白及末和面打糊为剂，随大小圆，趁湿穿孔。半干，用麝香稠调水为衣。

3. 制作

选择没有异味的容器。在容器中先放入香药粉 70 克，再放入白及粉 30 克，加 30 克 40 摄氏度左右的纯净水，和匀。使香泥块的硬度似橡皮。制块后需要马上揉成圆状。为使香珠大小均匀，须精准称出香泥。先用左右手的拇指和食指把香泥捏成三角形，反复10次左右，以令其内部紧实。然后用两手心对揉使香泥成丸。最后要用力揉实，有些手痛的感觉最好。用艺术钻，趁湿看准香珠的正上和正下位置，右旋进，左旋出，确保香泥不脱出。在阴凉无风的环境下晾干。选用丝线或尼龙绳和相应大小的彩珠将香珠串成手串。彩珠的数量不要超过总手串珠数的三分之一，以免降低香珠的存在感。也可穿成108颗的念珠或与香牌搭配串成项链。

4. 日常养护

《陈氏香谱·卷四》介绍了收香珠法："凡香环佩带念珠之属，过夏后须用木贼草擦去汗垢，庶不蒸坏。若蒸损者，以湿汤洗过，晒干，其香如初。"香珠以常用为好，越戴越润。如果夏天染汗太多，可以在秋后用滚烫的热水过一下，晾干，则香气如初。不用时应放在塑料密封袋里保存。

附录四　倒流香的制作

倒流香属于熏烧香的一种。倒流香的外形一般呈塔形，高 2 厘米，下部有长度相当于塔身三分之二的穿孔。熏烧时先点燃塔头，开始出烟，烟向上升，当烧到有孔部分的时候，因其在燃烧过程中积蓄的烟雾中焦油含量较高，烟会像水一样由高处流向低处，形成烟的倒流。与倒流香搭配使用的是倒流炉。倒流炉往往呈高山状，在顶部设小孔承接倒流烟，于是形成瀑布流下的景观，极具观赏性。倒流香制作要点如下：

1. 备具

需准备搅拌香泥用的大碗（非金属的）、勺子，直径为 1 毫米的艺术钻、制香用的方盘。

2. 备香

一般来说，能够产生大量焦油的香药比较适合用来制作倒流香，由此制出的倒流香的"水流"塑形饱满、有重量感，观赏性好。但若油性的香料用得过多，香烟的焦气会太重，而失去赏香的根本意义，所以要把握好比例。

3. 制香泥

选用没有异味的容器，不能使用金属器。在容器中，先放入调配好的香药粉100克，再放入白及粉40克，加40克40摄氏度左右的纯净水和匀，反复用力揉，揉出黏性。要求香泥块的硬度似制作面点的面团。

4. 成型

用手将适量的香泥捏成底部直径1厘米，高2厘米的塔形。

5. 穿孔

用艺术钻从底部向上打孔，至约距底部1.5厘米处停下。切记不要打穿。孔留得太高不利于烟雾的积蓄，往往导致失败。

6. 晾干

将倒流香放在双层宣纸上，在阴凉无风的环境下晾干。为防止倒流香干裂变形，要及时观察，可适当盖上布。有裂缝的倒流香会在点燃过程中烟雾四散。

7. 品香

欣赏倒流香需要通气，但不宜在有风的环境。同时注意隔离外围蒸腾的热空气，比如正在冒气的茶壶，以免热空气带着烟往上升。可以配音乐观赏，别有一番情趣。一枚倒流香可熏烧10分钟左右。

参考文献

[1] 刘幼生编校:《香学汇典》,太原:三晋出版社 2014 年版。

[2](宋)陈敬著,严小青编著:《新纂香谱》,北京:中华书局 2012 年版。

[3] 滕军、李响:《中国香文化简史》,北京:商务印书馆 2021 年版。

[4] 周文志、连汝安:《细说中国香文化》,北京:九州出版社 2009 年版。